# Baja En Carbohidratos

La Guía Definitiva Para La Dieta Baja En Carbohidratos

(Cómo Perder Peso Con Una Dieta Baja En Carbohidratos)

**Elliot Uribe**

Publicado Por Daniel Heath

## © **Elliot Uribe**

**Todos los derechos reservados**

*Baja En Carbohidratos: La Guía Definitiva Para La Dieta Baja En Carbohidratos (Cómo Perder Peso Con Una Dieta Baja En Carbohidratos)*

ISBN 978-1-989808-19-1

Este documento está orientado a proporcionar información exacta y confiable con respecto al tema y asunto que trata. La publicación se vende con la idea de que el editor no esté obligado a prestar contabilidad, permitida oficialmente, u otros servicios cualificados. Si se necesita asesoramiento, legal o profesional, debería solicitar a una persona con experiencia en la profesión.

Desde una Declaración de Principios aceptada y aprobada tanto por un comité de la American Bar Association (el Colegio de Abogados de Estados Unidos) como por un comité de editores y asociaciones.

No se permite la reproducción, duplicado o transmisión de cualquier parte de este documento en cualquier medio electrónico o formato impreso. Se prohíbe de forma estricta la grabación de esta publicación así como tampoco se permite cualquier almacenamiento de este documento sin permiso escrito del editor. Todos los derechos reservados.

Se establece que la información que contiene este documento es veraz y coherente, ya que cualquier responsabilidad, en términos de falta de atención o de otro tipo, por el uso o abuso de cualquier política, proceso o dirección contenida en este documento será responsabilidad exclusiva y absoluta del lector receptor. Bajo ninguna circunstancia se hará responsable o culpable de forma legal al editor por cualquier reparación, daños o pérdida monetaria debido a la información aquí contenida, ya sea de forma directa o indirectamente.

Los respectivos autores son propietarios de todos los derechos de autor que no están en posesión del editor.

La información aquí contenida se ofrece únicamente con fines informativos y, como tal, es universal. La presentación de la información se realiza sin contrato ni ningún tipo de garantía.

Las marcas registradas utilizadas son sin ningún tipo de consentimiento y la publicación de la marca registrada es sin el permiso o respaldo del propietario de esta. Todas las marcas registradas y demás marcas incluidas en este libro son solo para fines de aclaración y son propiedad de los mismos propietarios, no están afiliadas a este documento.

## TABLA DE CONTENIDO

Parte 1 .................................................................... 1

Introducción .......................................................... 2

Cocinar Por Lotes En Pocas Palabras ..................... 4

Desayuno ............................................................... 8

Pasteles – Empanadas Bajas En Carbohidratos ..... 8

Huevos Mediterráneos ........................................ 10

Huevos Al Horno Y Espárragos ............................ 12

Burrito De Desayuno ........................................... 14

Panqueques De Almendra Con Arándanos......... 15

Almuerzo .............................................................. 17

Chuletas De Cordero A La Parrilla Y Chimichurri ............... 17

Albóndigas De Cerdo ........................................... 19

Albóndigas Rellenas De Queso Crema................ 21

Muslos De Pollo Y Coles De Bruselas .................. 23

Quiche De Salmón ............................................... 25

Albóndigas De Tomate Y Queso Feta ................. 27

Cena...................................................................... 29

Pastel De Carne Y Patatas Bajo En Carbohidratos ............. 29

Pastel De Carne Bajo En Carbohidratos.............. 32

Cocido De Bulgur ................................................. 34

Pasteles De Pescado Al Estilo Tailandés.............. 36

Aperitivos ............................................................. 39

Parmesano Al Horno............................................ 39

- Patatas Fritas De Calabacín .................................................. 41
- Queso Cheddar Frito ............................................................ 43
- Postres ................................................................................. 45
- Cocorayado .......................................................................... 45
- Queso Ricotta Con Vainilla ................................................... 47
- Bayas Con Ganache De Chocolate ....................................... 48
- Tazas De Pastel De Queso .................................................... 49
- Pastel De Chocolate ............................................................. 50
- Parte 2 ................................................................................. 52
- Introducción ........................................................................ 53
- Capítulo 1: Justificación Del Régimen De "Comer Grasas Y Perder Peso" ........................................................................ 57
- Raíces Del Régimen ............................................................. 57
- Estado De La Cetosis: El Principio De Funcionamiento Del Régimen ............................................................................... 59
- Logro De La Cetosis Óptima ................................................ 61
- Mediciones De Cetonas. ...................................................... 63
- Medidas Cautelares Sobre El Régimen ................................ 66
- Capítulo 2 - Realización Del Régimen ................................. 68
- Aplicando El Régimen .......................................................... 69
- Referencias Del Régimen ..................................................... 71
- Capítulo 3 - Lista De Raciones Reguladas ........................... 73
- Raciones Reguladas Recomendadas .................................... 73
- Capítulo 4 - Guía De Comestibles ........................................ 90
- Condimentos ....................................................................... 90
- Ingredientes Para Cocinar O Hornear .................................. 91

Productos Lácteos ............................................................. 92

Embutidos ....................................................................... 93

Frutas............................................................................... 93

Verduras Bajas En Carbohidratos ....................................... 94

Carnes Y Aves ................................................................... 95

Nueces Y Semillas ............................................................. 95

Despensa .......................................................................... 95

Mariscos ........................................................................... 96

Diverso.............................................................................. 96

Capítulo 5 - Recetas De Régimen....................................... 98

Recetas Para Desayuno..................................................... 98

Panqueques De Queso Crema ......................................... 100

Huevos Revueltos Con Mayonesa ................................... 102

Mantequilla De Cereal Manzana & Almendras ............... 103

Recetas De Postres Y Dulces............................................ 105

Pudín De Vainilla Sin Lácteos, Sin Soja............................. 107

Caramelo Irlandés De La Patata....................................... 109

Caramelo De Coco ........................................................... 111

Recetas De Entrada.......................................................... 112

Chili Conqueso Y Calabaza Spaghetti En Cazuela ............ 114

Tomate Secado Al Sol Y Albóndigas Feta ......................... 117

Receta Cubana De Asado................................................. 119

Recetas De Ensalada........................................................ 121

Picadillo De Brócoli.......................................................... 121

Ensalada De Huevo Baja En Carbohidratos Sencilla ......... 123

Ensalada De Coliflor Anti-Pasta ........................................ 125

Aderezo Balsámico De Chía .............................................. 127

Recetas De Sopa ................................................................ 128

Puré De Pollo Y Repollo .................................................... 130

Sopa De Bola Matzo ......................................................... 132

Sopa De Espinacas Y Alcachofas ....................................... 134

Capítulo 6 - Plan De Comidas De 7 Días ........................... 136

Capítulo 7 - Representaciones Del Régimen..................... 152

Pérdida De Peso................................................................ 153

Supresión Del Apetito....................................................... 154

Tratamiento Del Desorden Cerebral ................................. 155

Destruye Las Grasas Abdominales.................................... 155

Aumentar Los Niveles De Colesterol Hdl (Bueno) ............ 156

Niveles Más Bajos De Insulina Y Azúcar En La Sangre ...... 158

Terapia De Síndrome Metabólico ..................................... 158

Reducir Los Niveles De Colesterol Ldl (Malo) ................... 159

Disminuir La Presión Arterial Alta..................................... 160

Reducir Los Triglicéridos ................................................... 160

Varias Posibles Aplicaciones ............................................. 161

Capítulo 8 - Punteros De Práctica Del Programa .............. 164

Consejos Y Técnicas .......................................................... 164

Cenando Afuera – Que Hacer Y Que No........................... 171

Conclusión ........................................................................ 175

# Parte 1

# Introducción

Quiero agradecerte y felicitarte por descargar el libro.

Este libro contiene pasos y estrategias probadas sobre cómo preparar comidas bajas en carbohidratos para cocinar por lotes.

La mayoría de las personas pueden no tener ganas de hacer mucho una vez que llegan a casa después de un arduo día en el trabajo. Sin embargo, imagínese tener listas todas sus comidas para toda la semana. ¿Qué tan confortantesería llegar a casa después de un día difícil en el trabajo para encontrar la comida lista y todo lo que necesitas hacer sea calentarla o simplemente ponerla en la estufa por unos minutos y no tener que lavar, cortar y prepararla?

Cocinar por lotes es un método muy útil para preparar comidas, especialmente si está ocupado, y ¿quién no lo está? Lo más beneficioso de la cocción por lotes es que se simplifica un proceso bastante complejo y que requiere mucho tiempo en unas pocas horas. La cocción por lotes es especialmente beneficiosa cuando se adopta cualquier dieta. Como usted sabe, adoptar una nueva dieta es todo un reto y, por lo tanto, para asegurarse de seguir la dieta y no caer en la tentación de comer lo que se supone que no se debe comer, la planificación de las comidas es la clave. Su trabajo es aún más fácil cuando puede preparar comidas por lotes. No sólo ahorra tiempo, sino también la cantidad de algunos ingredientes que puede utilizar.

Si desea aprender más sobre la cocina por lotes, especialmente la preparación de comidas bajas en carbohidratos, entonces este libro es perfecto para usted. En este libro, aprenderá más sobre la cocción por lotes, así como algunas recetas bajas en carbohidratos que puede preparar a granel.

Gracias de nuevo por descargar este libro, ¡espero que lo disfruten!

## Cocinar por lotes en pocas palabras

La cocción por lotes puede describirse como la planificación o preparación de la mayoría de sus comidas o bocadillos por adelantado. Usted puede asignar 2 o 3 horas para hacer todas las comidas de la semana entera en un día en particular, preferiblemente durante el fin de semana. Dedicar unas horas a la preparación de las comidas puede ahorrar tiempo en comparación con pasar hasta 60 minutos al día cocinando alimentos para ese día en particular.

La cocción por lotes básicamente le quita la "carga" mental de pensar en qué comer en la cena o si tiene ganas de cocinar, especialmente después de un día difícil. Mientras que comer fuera de casa puede ser una opción, encontrar comidas bajas en carbohidratos puede ser un gran desafío y es probable que usted no se apegue a la dieta.

Al empezar a cocinar por lotes, es normal sentirse abrumado por todas las comidas que hay que preparar para toda la semana, pero puede simplificar las cosas. Una manera de hacer las cosas más fáciles es comenzar con comidas particulares que requieren preparación previa o, si tiene prisa con el desayuno o la cena, comience con esa comida y luego, lentamente, ¡aproveche los días en los que puede ir a toda máquina! Cuanto más cocines a granel, mejor lo harás. ¡Antes de que te des cuenta, serás una máquina maestra de preparación de comidas y un gurú que ahorrará tiempo!

He aquí una lista de equipos o suministros que puede necesitar para facilitar la cocción por lotes:
- Varios tazones de mezcla grandes
- Vitamix u otra licuadora de alta velocidad
- Bolsas tipo Ziploc tamaño sándwich y snack
- Contenedores de vidrio herméticos o tarros de cerámicas.
- Cocina, horno, microondas, olla instantánea, etc.

La regla general en la cocción por lotes es

cocinar los alimentos "desnudos", es decir, sin condimentos o con un número limitado de condimentos, sin salsas, con poco o ningún aceite y sin aderezo, y cuando llegue el momento de servir, simplemente recalentar los alimentos en el microondas, el horno o la estufa y añadir varias coberturas.

Puede agregar salsas, salsas, aderezos, hierbas y condimentos frescos y servir con ensalada fresca, bayas, yogur, pescado enlatado u otros alimentos.

Antes de que veamos algunas recetas que puede preparar, a continuación, encontrará algunos consejos que le facilitarán mucho la cocción por lotes:

**Congele en porciones pequeñas:** No tiene sentido congelar 6 litros de sopa de pollo, por ejemplo, a menos que esté planeando usar toda la sopa de una vez. Congele de acuerdo a las porciones que usará durante cada comida. Esto hace que el descongelamiento sea mucho más fácil.

**Deshágase del aire:** Cuando guarde los alimentos en una bolsa para el congelador, asegúrese de deshacerse del aire para evitar quemaduras por congelación. Puede usar una pajita para succionar el exceso de aire. Si los alimentos no llenan completamente el recipiente, coloque un papel de pergamino sobre el plato y colóquelo en los costados para evitar que el aire entre en el envase.

**Etiqueta:** Asegúrese de etiquetar las diferentes comidas que va a congelar. Escriba qué es una comida en particular, la cantidad, cuándo se preparó y las instrucciones de la receta que tenga que saber una vez descongelada. Esto hace que cocinar sea mucho más fácil y que nada salga mal, ya que sabes cuándo lo preparaste y cuándo expirará.

**Lleve un registro de lo que tiene**: Asegúrese de que cada semana, antes de preparar el siguiente lote de comidas, sepa lo que tiene en el congelador. Esto asegurará que los alimentos no se estropeen.

Para empezar a cocinar por lotes, aquí hay algunas recetas bajas en carbohidratos que puede cocinar a granel.

## Desayuno

## Pasteles – Empanadas bajas en carbohidratos

**Rinde 2 Porciones**
*Ingredientes*
1/4 taza de queso cheddar rallado
2 huevos grandes
1 paquete de Pan Lavash (pan pita) Reducido en carbohidratos Joseph´s
*Preparación*
1. Revuelva los huevos y sazone con sus condimentos favoritos.
2. Para hacer 4 piezas de igual tamaño, corte estas en dos mitades y luego una segunda vez. Las piezas deben ser de aproximadamente 2x4 pulgadas.
3. Ahora coloque una pizca de los huevos revueltos y una pizca de queso cheddar para cada una de las 4 piezas, y luego doble el pan Lavash sobre el queso cheddar y los huevos.
4. Use un tenedor para presionar hacia abajo los lados para cerrarlo (cada pastel - empanada). Ahora fríe los pasteles en aceite, como el aceite de coco, durante

unos 10 segundos de cada lado a fuego medio.

5. Refrigere las sobras para más tarde.

**Información nutricional por porción: Calorías 197.8, Grasa 13.4g, Carbohidratos 8.2g, Proteína 14.6g.**

## Huevos Mediterráneos

Rinde 4 Porciones

*Ingredientes*

3 onzas de queso feta, desmenuzado
6-8 huevos grandes
⅓ taza de tomates cortados en juliana, secados al sol
1 diente de ajo, picado
1 cucharada de aceite de oliva extra virgen
1 cucharada de mantequilla
1½ Cebolla amarilla grande, cortada en rodajas
Rollos de chapata, si lo desea
Perejil, finamente picado
Sal Kosher, de grano grueso
Pimienta negra, recién molida

*Preparación*

1. Caliente la mantequilla en una sartén de acero inoxidable a fuego medio.

2. Una vez que la mantequilla se haya derretido, añada las cebollas y revuelva, y luego colóquelas en una capa uniforme.

3. Baje el fuego para que las cebollas se cocinen por aproximadamente 1 hora hasta que estén suaves y doradas. Recuerde remover cada 5-10 minutos.

4. Agregue los tomates secados al sol y el ajo y cocine durante 1-3 minutos mientras revuelve. Cocine hasta que esté se sienta el aroma. Transfiera esta mezcla a un recipiente y refrigere hasta que quiera comer.

5. Para cocinar los huevos mediterráneos, coloque la mezcla en una sartén en una capa uniforme. Rompa los huevos encima, espolvoree con sal, pimienta y queso feta desmenuzado.

6. Use una tapa adecuada para cubrir la sartén y cocine por 10-15 minutos. Controle de cerca el huevo en los últimos 3 minutos moviendo la sartén para ver si la yema está lista. Cocine hasta que la yema no se mueva.

7. Retire de la sartén y guarde hasta que esté listo para servir.

8. Para servir, espolvoree con perejil picado y sirva en rollos de chapata crujientes.

**Información nutricional por porción: Grasa 11 g, Carbohidratos 11 g, Proteína 9 g.**

## Huevos al horno y espárragos

**Rinde 2 Porciones**

*Ingredientes*

1/4 cucharadita de pimienta negra
1/4 cucharadita de ajo
2 cucharadas de queso parmesano
4 cucharadas de harina de almendras
8 huevos grandes (enteros)
1/2 taza de crema espesa
16 ramitas de espárragos pequeños

*Preparación*

1. Precaliente el horno a 400 °F.
2. Engrase una cacerola para horno y colóquela a un lado.
3. Hierva los espárragos hasta que estén tiernos y crujientes, le tomará aproximadamente 2 minutos. Una vez crujientes, escúrralos y deje correr agua fría sobre ellos.
3. Seque los espárragos con palmaditas y luego colóquelos alineados en la bandeja para hornear engrasada. Vierta la crema y rompa los huevos sobre los espárragos.
4. Mezcle la pimienta negra, el ajo, el queso parmesano y la harina de almendras en un tazón pequeño.

5. Espolvoree la mezcla sobre los huevos e introduzca la bandeja en el horno. Cocine durante unos 10 minutos hasta que la yema esté firme, la crema se hinche sobre los bordes de los huevos y la cobertura se vuelve fragante y de color marrón dorado.

6. Divida en dos y guarde en recipientes herméticos en la nevera hasta que estén listos para comer.

**Información nutricional por porción: Calorías 471, Proteína 20.8 g, Grasa 40.4 g, Carbohidratos 10.6 g.**

# Burrito de desayuno

**Rinde 2 Porciones**

*Ingredientes*

4 cucharadas de MildChunky Salsa (salsa de tomate natural preparada)
2 tortillas bajas en carbohidratos
2 oz. de queso cheddar
4 Huevos

*Preparación*

1. Primero revuelva los huevos y luego espolvoree con queso rallado por encima mientras aún está caliente. Dore las dos caras de las tortillas y déjelas enfriar.

2. Ponga el queso y los huevos en el centro de la tortilla y envuélvala bien apretada, luego colóquela en la sartén y dore los lados.

3. Dore la parte inferior y superior de la tortilla. Retire y transfiera a un recipiente hermético y guárdelo en la nevera.

4. Cuando quiera comer, sirva con MildChunky Salsa.

**Información nutricional por porción: Calorías 314,3, Grasa 21,4 g, Carbohidratos 12,4 g, Proteínas 24,5 g.**

# Panqueques de Almendra con Arándanos

**Rinde 4 porciones**

*Ingredientes*

1 taza de arándanos frescos
8 cucharadas de VanillaWheyProtein (proteína de vainilla en polvo)
2 oz. de requesón cremoso
1/4 cucharadita de polvo de hornear
1/2 taza de harina de soya seca, de grano entero
3 huevos
1/4 taza de harina de almendra blanqueada

*Preparación*

1. Mezclar el polvo de hornear, la harina de soja, la proteína en polvo y la harina de almendras.
2. Agregue el requesón y los huevos batidos y continúe removiendo para mezclar.
3. Caliente una sartén antiadherente grande a fuego medio y use aceite de canola o mantequilla para engrasar ligeramente.
4. Vierta la masa sobre la sartén, usando

alrededor de 1/4 de taza por cada panqueque. Después de que las burbujas comiencen a formarse en cada uno de los panqueques, voltee y luego cocine el otro lado hasta que estén firmes. Esto debe hacerse en unos 2 minutos.

5. Guarde los panqueques en un recipiente y sírvalos con los arándanos cuando quiera comerlos.

**Información nutricional por porción: Calorías 212, Carbohidratos 11.3 g, Proteínas 20.3 Grasas 10g.**

# Almuerzo

# Chuletas de Cordero a la Parrilla y Chimichurri

**Rinde 4 porciones**

*Ingredientes*

8 (4 oz.) chuletas de lomo de cordero, recortadas
1/2 cucharadita de pimienta negra recién molida
3/4 cucharadita de sal Kosher, dividida
2 dientes de ajo, picados
1/8 cucharadita de pimiento rojo, machacado
2 cucharaditas de chalotas, picadas
1 1/2 cucharadas de vinagre blanco
2 cucharadas de caldo de pollo bajo en sodio
2 1/2 cucharadas de aceite de oliva extra virgen
1/2 taza de perejil fresco de hoja plana
1 1/2 tazas de menta fresca
Spray de cocina

*Preparación*

1. En un procesador de alimentos, mezcle ¼ cucharadita de pimienta, ¼ cucharadita

de sal, pimienta roja, chalotas, vinagre, caldo, aceite, perejil y menta.

2. Procese los ingredientes hasta que estén completamente incorporados.

3. Sazone las chuletas de cordero con el resto de sal y pimienta por ambos lados.

4. Caliente una sartén a fuego medio y luego use aerosol para cocinar para cubrir la sartén.

5. Añadir el cordero a la sartén y cocinar durante 5 minutos por ambos lados durante unos 5 minutos cada uno.

6. Guarde las chuletas de cordero y la salsa en recipientes separados.

**Información nutricional por porción: Calorías 303 Grasa 18.4 g Proteína 30.1 g Carbohidratos 4.4g.**

# Albóndigas de cerdo

**Rinde 30 porciones**

*Ingredientes*

1 lb. de carne de cerdo molida
1 cucharada de caldo de res
1/2 cucharadita de sal
1 huevo grande, ligeramente batido
1 cucharada de salsa de soya sin sodio
1 cucharada de Salsa Sriracha de chile
1/3 de taza de pan rallado Panko Crispy

*Preparación*

1. Precaliente el horno a aproximadamente 375 grados F. Use un papel aluminio para cubrir una bandeja para hornear y luego rocíela con aceite en aerosol.

2. Mezcle la carne de cerdo molida, el caldo de res, la sal, el huevo ligeramente batido, la salsa de soya sin sodio, la salsa Sriracha de chile y las migas de pan crujientes en un tazón para mezclar.

3. Forme con la mezcla 30 bolitas de una pulgada aproximadamente y colóquelas en una sartén.

4. Hornee las albóndigas durante unos 25-30 minutos. Para saber si las albóndigas

están listas, no deben estar rosadas en el centro.

5. Congele las albóndigas hasta que estén listas para usarlas.

**Información Nutricional por Albóndiga: Calorías 241, Carbohidratos 6.24g, Proteína 14.74g, Grasa 17.10g.**

## Albóndigas rellenas de queso crema

**Rinde 25** porciones

*Ingredientes*

3 cucharadas de tomates finamente picados y secados al sol

2 rebanadas de tocino finamente picado

1 huevo ligeramente batido

Sal y pimienta al gusto

750 g de carne de cerdo molida

1 diente de ajo machacado

1 cebolla tierna finamente rebanada

2 cucharadas de romero, tomillo, orégano y salvia

Para rellenar

110 g de queso crema, cortado en cubitos

*Preparación*

1. Para hacer las albóndigas, coloque los ingredientes en un recipiente para mezclar y luego combine con las manos.

2. Saque una cucharada de albóndigas del tamaño de una bola de golf con una cucharada de postre. Exprima la mezcla para formar una bola y luego aplane la bola en un círculo.

3. Para hacer el relleno, coloque un cubo de queso crema, en la albóndiga, en el

centro.

4. Cierre la mezcla de albóndigas alrededor del queso y coloque las bolitas rellenas de queso crema en una bandeja para hornear engrasada.

5. Repita hasta que haya utilizado toda la mezcla y luego rocíe con aceite de oliva en aerosol para cocinar. Esto ayuda a hacerlos crujientes y dorados correctamente.

6. Hornee a 350 grados F hasta que se doren, aproximadamente de 15 a 20 minutos.

**Información Nutricional por Albóndiga: Calorías 103, Grasa 7.5g, Carbohidratos 0.7g, Proteína 7.8g.**

# Muslos de Pollo y Coles de Bruselas

**2 Porciones**

*Ingredientes*

1/4 taza de caldo de pollo
Jugo de 1 limón
1 cucharada de aceite de oliva, para germinados
Sal y pimienta
Ajo granulado
1 cucharada de aceite de coco
1 tallo de col de Bruselas, sin tallo y picado
2 muslos de pollo enteros, con piel y hueso
Queso parmesano para adornar

*Preparación*

1. Precaliente el horno a 425 grados Fahrenheit mientras prepara y despalilla las coles de Bruselas.
2. Mezcle las coles de Bruselas con el aceite de oliva y sazone con ajo granulado, sal y pimienta.
3. Lave las patas de pollo y séquelas con palmaditas; luego sazone el pollo con ajo granulado, sal y pimienta. Déjalo a un lado.
4. Caliente el aceite de coco en una plancha de hierro fundido, hasta que una gota de agua agregada al aceite produzca

un sonido de silbido y chisporroteo.

5. Agregue los muslos de pollo a la sartén boca abajo y déjela reposar de 6 a 8 minutos para que queden crujientes. No los mueva antes de que estén crujiente.

6. Una vez hecho esto, voltee el muslo de pollo y luego deje que el otro lado también quede crujiente. Esperar un rato y luego añada las coles de Bruselas a la sartén junto con el zumo de limón y el caldo de pollo, y remueva.

7. Ponga el contenido de la sartén en una bolsa Ziploc hasta que quiera comer.

8. Coloque la sartén en el horno para hornear hasta que los jugos corran claros y el pollo esté bien cocido. Esto debería llevar unos 30 minutos.

9. Adorne con queso fresco recién rallado y sirva. ¡El queso hace que el plato sea súper sabroso!

**Información nutricional por porción: Calorías 267.2, Grasa 15.1 g, Carbohidratos 4.0 g, Proteína 28.3g.**

# Quiche de salmón

**Rinde 10 porciones**

*Ingredientes*

250 ml de leche o nata entera
250 g de queso crema cortado en cubitos
8 huevos
500 gr. de filete de salmón, cortado en dados o en cubos
1 cucharadita de eneldo seco
Una pizca de sal y pimienta

*Preparación*

1. Bata los huevos y sazone con pimienta y sal. Añada la leche y mezcle.

2. Añada el queso crema y el salmón cortado en dados y mezcle suavemente con un tenedor.

3. Vierta la mezcla en un plato engrasado. Mueva los trozos de pescado para distribuirlos uniformemente.

4. Hornee el contenido a 350 grados F durante unos 30 minutos.

5. Si es necesario, haga la mezcla de huevo y colóquela en un envase, luego agregue los trozos de salmón de manera uniforme para evitar que se aglutinen.

6. Sirva y almacene las sobras en

contenedores herméticos y refrigere.

**Información nutricional por porción: Calorías 207, Grasa 16.2g, Carbohidratos 2.2g, Proteína 17.2g.**

## Albóndigas de tomate y queso feta

**Rinde 16**porciones

*Ingredientes*

Aceite de oliva para freír
2 cucharadas de agua
1/4 taza de harina de almendras
1/2 cucharadita de ajo en polvo
1 huevo
1/2 cucharadita de tomillo seco o 1 cucharada de hojas de tomillo fresco
2 cucharadas de tomates secos, picados
1/4 taza de queso feta desmenuzado
1 lb. de pavo molido

*Preparación*

1. En un recipiente mediano, mezcle el agua, la harina de almendras, el ajo en polvo, el huevo, el tomillo, los tomates y el pavo molido.

2. De esta mezcla, haga unas albóndigas de 16 pulgadas y fríalas en aceite de oliva, en una sartén grande para saltear.

3. Cocine las albóndigas durante unos 3-4 minutos, y luego voltéelas.

4. Cocine de nuevo por 3-4 minutos hasta que los exteriores se doren y estén bien cocidos.

5. Retire de la sartén y transfiera a un plato forrado con toalla de papel para absorber el aceite extra.

6. Una vez hecho esto, puede refrigerar hasta que esté listo para servir.

7. Puede comer las albóndigas por su cuenta o servirlas con espaguetis de calabaza y verduras para hacer una comida completa.

**Información Nutricional por Albóndiga: Calorías 89, Grasa 8g, Carbohidratos 0.65g, Proteína 6g.**

**Cena**

# Pastel de carne y patatas bajo en carbohidratos

**Rinde 8 porciones**
*Ingredientes*
3 zanahorias ralladas/trozados
60 ml de caldo de res
400 g de tomates picados en lata o en conserva
2 dientes de ajo machacados
500 g de carne molida de cordero o ternera
1 cebolla roja cortada en cubitos
Aceite de oliva extra virgen
**Cubierta de puré de coliflor**
50 g de queso rallado o trozado
Sal y pimienta al gusto
30 ml de nata espesa
1 coliflor pequeña cortada en trozos
55 g de mantequilla
*Preparación*
1. Caliente el aceite de oliva en una cacerola y fría el ajo y la cebolla roja hasta que estén cocidos. No dore los Ingredientes.

2. Agregue la carne molida y revuelva hasta que la mezcla esté dorada y cocida.

3. Ahora agregue el caldo de res, las zanahorias ralladas y los tomates picados y mezcle.

4. Baje el fuego y déjelo hervir a fuego lento durante unos 10 minutos, sin tapar mientras prepara la cobertura de coliflor. Permita que el líquido se evapore para que la carne se espese.

### *Cubierta de coliflor*

1. Hierva la coliflor durante unos 8 a 10 minutos, o hasta que esté blanda.

2. Escurrir y dejar escapar todo el vapor, ya que el exceso de agua en la cacerola puede hacer que el puré sea "aguado".

3. Añada la nata, la pimienta, la sal y la mantequilla. Haga puré de la mezcla con una batidora de palos que tenga una cuchilla adjunta.

4. Para preparar la comida, coloque el pastel en el fondo de una cazuela grande y cúbrala con el puré de coliflor. Espolvoree con queso rallado o trozado.

5. Coloque el plato en una bandeja para hornear sobre cualquier líquido que pueda

burbujear.

6. Hornee a 350 grados F hasta que el queso esté dorado, digamos que durante unos 20 minutos. Manténgalo refrigerado o guárdelo en un recipiente de vidrio hermético hasta que esté listo para servir.

**Información nutricional por porción: Calorías 284, Grasa 18.5 g, Carbohidratos 10 g, Proteína 20g.**

# Pastel de carne bajo en carbohidratos

**Rinde 12 porciones**
*Ingredientes*

6 rebanadas de tocino para cubrir el pastel de carne

Verduras cortadas en dados, ralladas o desmenuzadas

2 cucharaditas de orégano seco

2 cucharadas de tomates secados al sol, picados

2 rebanadas de tocino, cortado en dados

Albahaca fresca, picada a mano

Puñado de perejil fresco, picado

2 huevos ligeramente batidos

750 g de carne de cerdo molida

750g de carne molida

2 dientes de ajo machacados

1 cebolleta cortada en rodajas

Sal y pimienta al gusto

3.5 queso rallado, opcional

*Preparación*

1. Engrase y cubra una bandeja para hornear y coloque a un lado. Agregue todos los ingredientes a un recipiente para mezclar y luego mezcle con las manos para

incorporarlos completamente.

2. Haga un pastel de carne grande y colóquelo en la bandeja de hornear preparada. Cubra con rodajas de tocino y espolvoree con queso si lo desea.

3. Hornee a 350 grados F hasta que esté bien cocido en el centro, digamos unos 50 minutos más o menos.

4. Almacene en un recipiente hermético hasta que esté listo para comer.

**Información nutricional por porción: Calorías 370, Grasa 25 g, Carbohidratos 1,2 g, Proteína 35g.**

# Cocido de Bulgur

**Rinde 6 porciones**
*Ingredientes*
1 cucharada de cáscara de limón, finamente rallada
1/3 taza de menta o cilantro fresco, picado
1/4 cucharadita de sal
1 cucharada de jengibre fresco rallado
1 cucharada de aceite de canola
1 chile jalapeño mediano, cortado en rodajas
1 1/2 tazas de agua
3/4 taza de bulgur, enjuagado y escurrido
Aceite antiadherente en aerosol
Trozos de limón, opcional
Chile Jalapeño en rodajas, opcional

*Preparación*
1. Con el espray para cocinar, cubra ligeramente la olla de cocción lenta y luego agregue el bulgur, la sal, el jengibre, el aceite, el jalapeño en rodajas y el agua.
2. Cocine la mezcla a fuego lento durante aproximadamente 1 hora y luego añada la cáscara de limón y la menta.
3. Servir el bulgur a temperatura ambiente y decorar con trozos de limón y rodajas de

jalapeño. Guarde las sobras.

**Información nutricional por porción: Calorías 83, Carbohidratos 14 g, Grasa 3 g, Proteína 2g.**

# Pasteles de pescado al estilo tailandés

**4 porciones**
*Ingredientes*
1/3 taza de aceite vegetal
50 g de judías verdes, picadas finamente
3 chalotes verdes, finamente picados
1 huevo, ligeramente batido
2 cucharadas de salsa de chile dulce
2 cucharadas de salsa de pescado
1/4 taza de harina de maíz
1/2 taza de hojas de cilantro fresco
500 g de filetes de pescado blanco firme, cortados en trozos grandes
Salsa de chile dulce, extra
Trozos de lima, para servir
**Para la ensalada de hierbas y cacahuetes**
2 cucharaditas de jugo de limón fresco
2 cucharadas de aceite de oliva
2 cucharadas de maní tostado, picado
1/2 taza de hojas de cilantro fresco
50g de mezcla para ensalada asiática
*Preparación*
1. Coloque los filetes de pescado blanco en un procesador de alimentos y procese hasta que estén suaves.

2. Agregue el huevo, la salsa de chile dulce, la salsa de pescado, la harina de maíz y el cilantro, y continúe procesando hasta que estén completamente combinados.

3. Vierta la mezcla en un recipiente más grande y luego agregue los frijoles y la chalota, y revuelva para combinar.

4. Caliente un poco de aceite en una sartén a fuego medio y luego coloque 4 aros de huevo en la sartén caliente.

5. Subdivida la mezcla de pescado en ocho porciones, y presione una porción en cada anillo de huevo.

6. Cocine la mezcla durante unos 4 minutos por cada lado o hasta que esté dorada.

7. Transfiera los pasteles de pescado a un plato con una toalla de papel y haga lo mismo con la mezcla restante.

8. Puede congelar los pasteles de pescado hasta cuando quiera comerlos.

9. Cuando quiera servir, prepare la ensalada combinando el jugo de limón, el aceite, los cacahuetes, el cilantro y la ensalada asiática en un tazón grande.

10. Divida la ensalada y los pasteles de

pescado entre los platos para servir y luego agréguele la salsa de chile dulce extra y las rodajas de limón.

**Información nutricional por porción: Calorías 500, grasa 35 g, proteína 35 g, carbohidratos 12g.**

Aperitivos

# Parmesano al horno

**Rinde 12 porciones**
*Ingredientes*
12 cucharadas colmadas de parmesano rallado
Opcional: amapola y/o semillas de sésamo
*Preparación*
1. Precaliente el horno a unos 400 grados F. Mientras tanto, coloque una bandeja para hornear en una bandeja.
2. Escoja un cortador de galletas grande que tenga una forma circular simple, pero sin fondo.
3. Presione el cortador en la hoja y distribuya una cucharada colmada de queso parmesano en el cortador de la manera más uniforme posible.
4. Use sus dedos para presionar el queso y asegúrese de que se extienda regularmente.
5. Levante su cortadora y continúe con este proceso para obtener el número de galletas que desea.
6. Hornee las galletas durante unos 10

minutos, hasta que el queso empiece a derretirse. Como el parmesano puede empezar a arder en unos segundos, preste mucha atención.

7. Al servir, se puede incorporar un poco de semillas de sésamo o amapola para mejorar el sabor.

8. El parmesano horneado se congela muy bien.

**Información nutricional por porción: Calorías 22, Grasa 1 g, Proteína 2 g, carbohidratos 0g.**

# Patatas fritas de calabacín

**Rinde 4 porciones**

*Ingredientes*

1 cucharadita de tomillo

¼ cucharadita de pimienta negra molida

1 cucharadita de ajo en polvo

1 cucharadita de sal marina

1 huevo

1 taza de harina de almendras

1 calabacín grande, cortado en anillos

*Preparación*

1. Precaliente el horno a 450 grados F y luego coloque una rejilla en el centro del horno.

2. Use papel de pergamino para forrar una bandeja para hornear y déjela a un lado.

3. Batir ligeramente el huevo en un tazón pequeño y luego mezclar la pimienta negra, el tomillo, el ajo en polvo, la sal y la harina de almendras en un tazón separado.

4. Ahora inserte las rodajas de calabacín en el huevo y deje que el exceso se caiga, y luego colóquela en el tazón de mezcla de harina de almendras y cúbrala.

5. Coloque las rebanadas de calabacín

recubiertas en la bandeja para hornear forrada.

6. Hornee durante unos 6 minutos por cada lado. Guarde las patatas fritas en una bolsa Ziploc y guárdelas en el refrigerador. Puede servirlas con cualquier salsa baja en carbohidratos que desee.

**Información nutricional por porción: Calorías 112, Grasa 9g, Carbohidratos 6g, Proteína 6g.**

## Queso cheddar frito

**Para 1 persona**

*Ingredientes*

2 cucharadas de aceite de oliva
2 cucharaditas de nueces de cáñamo
2 cucharaditas de harina de almendras
2 cucharaditas de linaza molida
2 huevos
4 rebanadas de queso cheddar de 50 gramos cada una
Sal y pimienta al gusto

*Preparación*

1. Caliente una cucharada de aceite de oliva en una sartén a fuego medio. Mientras tanto, bata el huevo, la pimienta y la sal en un recipiente aparte.

2. Mezcle la harina de almendras con la semilla de linaza molida y las nueces de cáñamo.

3. Use la mezcla de huevo para cubrir las rebanadas de queso cheddar, y luego con la mezcla de nueces de cáñamo.

4. Fría las lonchas de queso durante unos 3 minutos por cada lado. Almacene hasta que esté listo para comer, y sírvalo mientras esté caliente.

**Información nutricional por porción: Calorías 588, Grasa 48g, Proteína 35g, Carbohidratos 5g.**

## Postres

# CocoRayado

**Rinde 2 Porciones**

*Ingredientes*

2 cucharaditas de jarabe de vainilla
2 cucharadas de crema batida espesa
2 oz. de queso crema
2 cucharadas de coco para untar
2 cucharadas de hojuelas de coco sin azúcar

*Preparación*

1. Tueste ligeramente las hojuelas de coco y luego agregue la manteca de coco/mantequilla, calentando la mezcla durante unos 30 segundos.

2. Agregue y remueva en un cubo el queso crema y cocine en el microondas durante unos 30 segundos. Luego, continúe removiendo para obtener una mezcla suave y aireada.

3. Agregue el jarabe de vainilla y la crema batida, y revuelva para mezclar completamente.

4. Manténgalo en la nevera o en el congelador para que se endurezca. Sirva

esto como un postre batido después de que se haya enfriado. También puede guardarlo en la nevera hasta que esté listo para comer.

**Información nutricional por porción: Calorías 321.8, Grasa 32.6g, Carbohidratos 6.4g, Proteína 3.3g.**

# Queso Ricotta con Vainilla

**Rinde 2 Porciones**

*Ingredientes*

2 cucharadas de Crèmefraîche
2 sobres de aromatizante de vainilla
400 g de queso Ricotta, 2% de grasa
2 cucharadas de crema fresca
2 sobres de aromatizante de vainilla
400 g de queso Ricotta, 2% de grasa

*Preparación*

1. Mezcle la crema fresca con el queso Ricotta y añada el sobre de vainilla.
2. Si desea hacer su sabor casero de vainilla, simplemente raspe la pulpa de la vaina de vainilla y luego mézclela con un poco de edulcorante líquido.
3. Refrigere hasta que esté listo para comer.

**Información nutricional por porción: Calorías 290, Grasa 18 g, Proteína 8 g, Carbohidratos 3g.**

# Bayas con Ganache de Chocolate

**Rinde 6 Porciones**

*Ingredientes*

8 oz. de fresas
2 tazas de frambuesas rojas
2 tazas de arándanos frescos
8 onzas de chispas de chocolate, sin azúcar
1/3 taza de crema espesa
1/2 cucharadita de extracto de vainilla

*Preparación*

1. Mezcle las frutas y colóquelas en tazones de postre.
2. Caliente la nata y el chocolate a fuego lento hasta que se derritan, o alternativamente en el microondas durante unos 30 segundos.
3. Agregue la vainilla y revuelva para obtener una consistencia suave.
4. Deje enfriar un poco y vierta el chocolate sobre las frutas y sirva; este postre se congela bien.

**Información nutricional por porción: Calorías 260, Proteína 2.3g, Grasa 17.8g, Carbohidratos 19.1g.**

# Tazas de Pastel de Queso

**Rinde 12 Porciones**

*Ingredientes*

2 huevos grandes
1 cucharadita de extracto de vainilla
1/2 taza de xilitol
12 oz. de queso crema

*Preparación*

1. Precaliente el horno a unos 350 grados F.

2. Use un rocío de cocina antiadherente para cubrir un molde de 12 cavidades para muffins. Mezcle el xilitol y el queso crema con una batidora hasta que quede cremoso.

3. Ahora agregue los huevos y el extracto de vainilla uno a la vez y mézclelos. Agregue en proporciones iguales en el molde de 12 cavidades de muffin.

4. Hornee durante unos 40 minutos y luego deje que se enfríe. Refrigere los muffins en bolsas Ziploc hasta que estén listas para servir.

5. Cuando sirva, llene el pastel con bayas mixtas y cubra con cobertura batida.

# Pastel de Chocolate

**Rinde 2 Porciones**

*Ingredientes*

1/2 cucharadita de polvo de hornear

4 cucharaditas de edulcorante a base de sucralosa

2 tazas de claras de huevo líquidas

1.4 oz. de chocolate negro

1 taza de leche de almendras con chocolate, sin azúcar

4 cucharadas de proteína de chocolate en polvo

**4 cucharadas de cacao en polvo sin azúcar**

*Preparación*

1. En un recipiente, mezcle el polvo de hornear, el edulcorante, las claras de huevo, el chocolate negro, la leche de almendras, las proteínas en polvo y el cacao en polvo.

2. Vierta la masa en un molde y hornee en un horno precalentado a 375 grados F durante unos 25 minutos.

3. Sirva o guarde para merendar unos días después.

**Información nutricional por porción: Calorías 73, Carbohidratos 3.10g,**

**Proteínas 10.01g, Grasa 2.15g.**

# Parte 2

# Introducción

Las dietas bajas en carbohidratos y altas en grasa (LCHF, por sus siglas en inglés) han existido durante mucho tiempo, pero a menudo se cuestionan. Los médicos especialistas han condenado principalmente sus principios y metodologías. Los medios incluso se unieron la desaprobación creando sensacionalismo para suprimir completamente la controversia. Ambos sectores profesaron que tales dietas elevan los niveles de colesterol del cuerpo y dan lugar a enfermedades del corazón, obviamente debido al alto contenido de grasa que conllevan estas dietas.

Sin embargo, con el cambio de los tiempos, se han realizado muchos estudios dietéticos persistentes sobre los regímenes bajos en carbohidratos y altos en grasa. La mayoría de las veces, las dietas de LCHF fueron concluyentemente las más favorables en comparación con las dietas populares y específicas.

La dieta LCHF no solo manifiesta una mayor pérdida de peso corporal, sino que también indica mejoras principales en la mayoría de los factores de riesgo para la salud, que incluyen los niveles de colesterol. Con los diversos beneficios comprobados para la salud que proporciona continuamente, la dieta LCHF ha evolucionado a lo largo de varias modificaciones. Entre las adaptaciones más aceptadas se encuentra la dieta cetogénica.

La dieta cetogénica es un régimen de alimentación exclusiva de alto contenido de grasa, practicado popularmente para los tratamientos más complicados de convulsiones. Sin embargo, nadie sabe realmente sobre los mecanismos de trabajo de la dieta cetogénica, especialmente en el control de las convulsiones. Aunque ha habido tantas teorías e hipótesis acerca de cómo funciona, la única certeza sobre la práctica es la aparición de cambios metabólicos que influyen en la química del cerebro.

Los aceites vegetales, la crema espesa y la

mantequilla, comúnmente proporcionan las grasas necesarias y, al mismo tiempo, eliminan completamente los dulces. Mientras que otros alimentos ricos en carbohidratos no tienen lugar en la esencia más estricta de la dieta de LCHF, el régimen en realidad tolera su inclusión de formas más generosas.

Las siguientes páginas los dirigen a aprender sobre los fundamentos y mecanismos del trabajo en la dieta LCHF. Si bien puede tener referencias similares con la dieta cetogénica de lograr un estado metabólico ideal de cetosis, este libro habla sobre el régimen como una terapia de nutrición médica establecida para comer grasas con el fin de perder peso.

Las siguientes páginas, lo van a preparar para realizar o implementar adecuadamente el régimen de LCHF, incluso para tomar decisiones lógicas al elegir el alimento ideal para usted de la lista de alimentos recomendados, así como abstenerse de consumir ciertos alimentos restringidos. Con una lista de compras concreta, ahora puede crear sus propias recetas de LCHF, tal como se presentan en algunas de las muestras inspiradoras, fáciles de hacer y, sin embargo, deliciosas del presente documento.

Además, se sentirá motivado al aprender consejos y técnicas importantes para ayudarlo a tener éxito en su deseo de perder peso a través de la dieta LCHF. De hecho, el régimen no solo le proporciona un camino claro para perder más peso, sino que también le ofrece varios beneficios para la salud.

Diríjase hacia los hábitos más seguros y la afición a comer grasa para perder peso, y luego a la buena salud, la comodidad corporal y la felicidad total. Sigue leyendo para llevar a cabo... para una nutrición adecuada... para el bienestar... ¡para pesar menos!

# Capítulo 1: Justificación del régimen de "Comer grasas y perder peso"

En primer lugar, este capítulo de apertura lo ayudará a lograr una comprensión y un conocimiento mejores y más profundos sobre la dieta LCHF; por qué la mayoría de los expertos médicos y profesionales de la salud creen que es muy beneficioso para su programa de pérdida de peso y para el bienestar general del cuerpo, especialmente en la química de su cerebro.

## Raíces del régimen

Durante los últimos miles de años, el régimen de ayuno, bajo en carbohidratos y otros regímenes similares relacionados con las dietas de LCHF se convirtieron en una práctica común para tratar enfermedades como la epilepsia. Saltando en la línea de tiempo de los tiempos modernos en 1921, el Dr. RawleGeyelin presentó un informe a la Asociación MedicaAmericana, donde declaró los notables resultados beneficiosos de varios niños después de haber ayunado. Todos sus pacientes han registrado convulsiones menores y otros ataques epilépticos, y los efectos parecían ser duraderos.

Las investigaciones y estudios adicionales de Geyelin continuaron hasta que desarrolló una dieta más aceptable, baja en carbohidratos y alta en grasas. Los años siguientes han encontrado médicos que aplican la dieta a sus pacientes epilépticos. Sin embargo, la práctica había visto un drástico declive con el advenimiento y la introducción de los modernos medicamentos antiepilépticos, junto con su reputación sensacionalista como un régimen de inanición.

A pesar del hecho de que la dieta LCHF se desarrolló principalmente para el tratamiento de la epilepsia, la dieta había despertado un interés renovado en el pasado reciente a medida que más y más personas han reconocido varios estudios médicos y científicos que han demostrado pruebas sobre los numerosos beneficios terapéuticos y de salud de la dieta.

Beneficios aparte del tratamiento de la epilepsia. Sin embargo, las investigaciones actuales continúan intentando revelar sus misterios a través de experimentos con muestras de laboratorio.

## Estado de la cetosis: el principio de funcionamiento del régimen

Esencialmente, el mecanismo de trabajo del régimen de "Comer grasas y perder peso" es permitir que nuestros cuerpos entren en un estado metabólico conocido como cetosis a través de consumos bajos en proteínas, bajos en carbohidratos y altos en grasas. La cetosis es el proceso anormal de manifestar un aumento o acumulación de cetonas. Las cetonas son moléculas químicas ácidas en el torrente sanguíneo, como el azúcar en la sangre, producidas por la descomposición de las grasas del cuerpo del hígado para obtener energía. Se convierten en energía para nuestros músculos y órganos, e incluso para nuestros cerebros.

Nuestros cuerpos utilizan y dependen

fundamentalmente de la energía obtenida de la glucosa, producida a partir de nuestros consumos de carbohidratos normales a altos. Sin embargo, cuando hay un suministro restringido de carbohidratos con glucosa limitada, nuestro metabolismo se transforma en un proceso de utilización de la grasa, en el que el hígado comienza a producir cetonas.

Para aumentar la producción de cuerpos cetónicos, debe haber cantidades reducidas de insulina en el torrente sanguíneo. Los niveles más bajos de insulina significan cantidades suficientemente grandes de producción de cetona, que es relativamente el efecto máximo cuando se toma una dieta baja en carbohidratos.

Esta condición metabólica, la cetosis, puede aparecer en varias formas, como la inanición, el alcoholismo y la diabetes mellitus tipo 1. Es un estado en el que la tasa de quema de grasa del cuerpo es extremadamente alta. Las cetonas en nuestra sangre comienzan a elevarse durante este estado.

Las cetonas pueden aumentar la acidez de la sangre que conduce a algunas condiciones críticas y, por lo tanto, es obvio que la inanición es una idea poco aconsejable. Cuando no se controla, la cetosis puede afectar la orina y provocar insuficiencia renal y hepática grave.

Por lo tanto, cuando planea comenzar a implementar el régimen, es muy necesaria la supervisión de su asesor médico. Cuando se realiza de manera adecuada y responsable, la dieta LCHF puede ser un tratamiento eficaz para varios problemas de salud.

## Logro de la cetosis óptima

Muchos practicantes de un régimen estricto bajo en carbohidratos a menudo se sorprenden al descubrir que sus niveles de cetonas en la sangre están muy por encima de los números ideales. ¿Por qué es así?

La fórmula no solo es evitar todos los alimentos derivados de los carbohidratos, sino también ser cautelosos con la ingesta de proteínas. Comer grandes cantidades de proteínas le permite al cuerpo convertir el exceso de proteínas en glucosa. Además, una ingesta masiva de proteínas puede aumentar los niveles de insulina que comprometen la aparición de una cetosis óptima.

Como resolución, generalmente es recomendable satisfacer el consumo de más grasas. Aunque parezca extraño, crea maravillas. Por ejemplo, al tener una porción más grande de mantequilla en un bistec, las posibilidades o incluso los pensamientos de tomar otra ración de bistec disminuyen, sino que incluso se anulan. En su lugarquedara completamente satisfecho después de la primera porción de bistec.

Otro ejemplo popular de ingerir más grasas que vale la pena mencionar es tomar el famoso Magic BulletCoffee (MBC) o el café graso, en el que el brebaje utiliza una cucharada de aceite de coco y mantequilla, mezclándose para obtener la textura adecuada.

En principio, la ingesta de más grasas le

permite estar más lleno y, por lo tanto, garantizar una menor ingesta de proteínas y carbohidratos. Los niveles de insulina seguramente bajarán y, finalmente, el cuerpo logrará una cetosis óptima. Más importante aún, el consumo de grasa aborda directamente los problemas de sobrepeso.

Experimentar los efectos hormonales óptimos de tomar un régimen bajo en carbohidratos es estar bajo el estado de cetosis óptima por una duración prolongada. Si estando bajo la condición de cetosis no se presenta una reducción en el peso, es cierto que muchos carbohidratos están excluidos en este caso y no forma parte del problema de perder peso. Tenga en cuenta que existen otras causas para la obesidad y el sobrepeso.

## Mediciones de cetonas.

La medición de las cetonas en muestras de orina se realiza mediante la prueba tradicional de detección de varillas, que se compra en farmacias. Una varilla, generalmente recubierta químicamente, cambia su color cuando reacciona con la presencia de cuerpos cetónicos cuando se sumerge en una muestra de orina. Sin embargo, ahora hay aparatos con precios relativamente altos para medir los niveles de cetona, aunque requieren un pinchazo de una aguja en un dedo. En segundos, los niveles de cetonas en la sangre ya están determinados.

Es ideal para medir las cetonas con el estómago vacío, preferiblemente antes del desayuno. La presencia de cuerpos cetónicos en la orina significa que el cuerpo utiliza la grasa para obtener energía en lugar de glucosa, ya que la insulina no está suficientemente disponible para usar la glucosa y convertirla en energía.

Las siguientes son las pautas para interpretar varios resultados de valores de medición:

- **Menos de 0.5 mmol / L:** indica un nivel que está muy por encima de la quema de grasa óptima, y no se considera como un estado de cetosis.

- **Dentro de 0.5-1.5 mmol / L** - significa recibir mejores efectos en el peso, pero no en condiciones óptimas, y se considera baja cetosis nutricional ligera.

- **Alrededor de 1,5 - 3 mmol / L** - niveles recomendados para la máxima reducción de peso, y es el estado ideal para alcanzar la cetosis óptima.

- **Más de 3 mmol / L:** son valores insignificantes, ya que denotan el logro de resultados ni mejores ni peores que los niveles alrededor de 1.5-3 mmol / L. A veces, estosvalores mayores igualmente pueden indicar que el cuerpo no está consumiendo suficiente comida.

Cabe destacar que, aunque la cetosis generalmente se relaciona con el ayuno o la inanición, no debe confundirse con la dieta LCHF como una forma de ayuno intermitente, que es completamente otro tipo diferente de disciplina o dieta.

## Medidas cautelares sobre el régimen

Cuando haya adquirido diabetes mellitus tipo 1, nunca debe seguir el consejo de lograr una cetosis óptima ya que puede suponer un mayor daño para su salud. Sin embargo, si las cetonas están realmente presentes en su sangre, asegúrese de que su azúcar en la sangre debe estar en niveles normales. Un nivel normal de azúcar en la sangre está bajo la cetosis normal, al igual que la cetosis que poseen las personas sanas que practican un régimen estricto de carbohidratos bajos.

Por otro lado, un nivel alto de azúcar en la sangre con cetonas altas en la sangre demuestra que los niveles de insulina son patológicamente bajos. Aunque los no diabéticos en realidad no sufren estos niveles de riesgo, esta condición puede resultar en cetoacidosis o diabetes acidosis, que es una situación potencialmente mortal.

Cuando esto ocurre, el cuerpo requiere más inyecciones de insulina en el cuerpo. Sin embargo, siempre es mejor consultar a un experto médico cuando no se esté seguro. El uso de las cetonas altas en la sangre para controlar el peso nunca es un riesgo que valga la pena para los diabéticos tipo 1.

## Capítulo 2 - Realización del régimen

La dieta LCHF es una terapia de nutrición médica que involucra de manera crucial a participantes de diferentes disciplinas. Los participantes del equipo pueden incluir un dietista registrado que coordine con el programa regular de la dieta; una enfermera registrada familiarizada con la causa y los efectos de la dieta; y, un neurólogo con experiencia en la prescripción de la dieta LCHF.

Puede recibir más asistencia con los servicios de un profesional médico social certificado que trabaje con la familia y un farmacéutico registrado que asesora sobre los valores de carbohidratos y el contenido de los medicamentos recetados. Finalmente, para su implementación segura, los miembros inmediatos de la familia y otros cuidadores deben tener los conocimientos necesarios sobre los diversos aspectos de la dieta.

La implementación de la dieta LCHF puede plantear dificultades para los cuidadores, así como para el paciente o profesional debido en gran parte al tiempo dedicado, a la planificación y medición de las comidas. Como siempre es el caso, cualquier comida no planificada puede romper el impulso de los requisitos regulares de equilibrio nutricional.

Sin embargo, al igual que lograr el éxito en cada caso, uno requiere determinación y disciplina. Además, al igual que en cualquier aspecto de la educación, la capacitación, la implementación y las dificultades siempre son solo al principio. En retrospectiva, ¡Es tan simple como recitarel ABC y contar 123!

## Aplicando el régimen

Cuando planee implementar la dieta LCHF, preste atención a los consejos de precaución si cuenta con la supervisión cercana necesaria de su asesor médico en la dieta debido al riesgo de complicaciones durante el inicio del régimen. Por ejemplo, cuando ha adquirido diabetes mellitus tipo 1, no preste atención a los consejos antes mencionados sobre la cetosis óptima ya que puede suponer un daño adicional para su salud. Sin embargo, si las cetonas están realmente presentes en su sangre, asegúrese de que su azúcar en la sangre está en niveles normales.

Un nivel normal de azúcar en la sangre se encuentra en la cetosis normal, al igual que la cetosis que poseen las personas sanas que practican un régimen estricto de carbohidratos bajos. Por otro lado, un nivel alto de azúcar en la sangre con cetonas altas en la sangre demuestra que los niveles de insulina son patológicamente bajos.

Aunque los no diabéticos no sufren realmente estos niveles de riesgo, esta condición puede resultar en cetoacidosis o acidosis por diabetes, que es una posible situación potencialmente mortal. A medida que esto ocurre, el cuerpo requiere más inyecciones de insulina. Sin embargo, la prudencia siempre dicta consultar a un médico experto cuando no estás seguro. Como se menciona anteriormenteel deseo de tener cetonas altas en la sangre para controlar el peso no es un riesgo que se recomiende tomar a los diabéticos tipo 1.

## Referencias del régimen

Como el régimen toma muchas formas, generalmente consiste en restricciones diarias de carbohidratos que no exceden los 50 gramos. Los alimentos deben derivar relativamente de sus fuentes vegetales, lácteos, nueces, etc. Evite los carbohidratos refinados y los azúcares refinados. Por lo tanto, los alimentos deben contener principalmente grasas y proteínas saludables.

Idealmente, la regla general a seguir es la fórmula 60-35-5, donde el 60% de las calorías provienen de las grasas, el 35% de las proteínas y el 5% de los carbohidratos. La proteína debe fijarse entre 1.5 y 1.75 g por cada kilogramo de peso ideal. Como comparación, un régimen occidental común comprende aproximadamente 65-85% de carbohidratos, 10-20% de grasa y 5-15% de proteína.

No obstante, las comidas se deben

preparar meticulosamente y, en consecuencia, se deben medir en una balanza en gramos. Considerando que, la dieta tradicional baja en carbohidratos comprende proporciones (en gramos) de proteínas y carbohidratos (grasa a no grasa) de 3: 1 y 4: 1, la dieta LCHF comúnmente consiste en proporciones de 1: 1 y 2: 1.

Para que el régimen sea más efectivo, requiere el consumo de todos los alimentos en su totalidad. También es importante regular las proteínas, ya que los altos consumos de proteínas evitan que su cuerpo sufra una cetosis óptima.

# Capítulo 3 - Lista de Raciones Reguladas

Llevar a cabo una dieta nunca es lo más fácil del mundo, especialmente cuando se es crédulo e inconsciente de lo que debes consumir o comer. Este capítulo presenta la lista de alimentos de la dieta LCHF seleccionada para ayudarlo a tomar decisiones prudentes sobre lo que debe comer y / o comprar.

## Raciones Reguladas Recomendadas

### Bebidas

La deshidratación es una ocurrencia común cuando se realiza la dieta LCHF, ya que el régimen produce un efecto diurético natural. Por lo tanto, sea o no propenso a los dolores de vejiga o infecciones del tracto urinario, debe estar preparado para tomar muchos líquidos para mantenerse hidratado. Sin embargo, tenga cuidado con los líquidos que usan edulcorantes, ya que pueden contener carbohidratos.

### Carbohidratos

Lo que determina principalmente una

dieta como LCHF es el valor del consumo de carbohidratos, incluido el metabolismo del cuerpo de una persona y el nivel de actividad. Generalmente, una dieta es considerada LCHF cuando tiene una composición diaria de menos de 50 o 60 gramos de carbohidratos netos o efectivos. Sin embargo, las personas con metabolismos saludables pueden consumir más de 100 gramos de carbohidratos netos diariamente, sin embargo, retienen buenos niveles de cetosis, mientras que las personas mayores con diabetes mellitus tipo 2 deben consumir menos de 30 gramos netos para obtener niveles similares.

Productos lácteos

En la medida de lo posible, las fuentes lácteas de una dieta LCHF son preferiblemente crudas y orgánicas.

| Cantidad | Consumo diario LCHF | Calorías | CHO gr. netos | Proteínas en gr. |
|---|---|---|---|---|
| 8 oz. | Suero de leche, bajo en grasa | 98 | 12 | 8 |
| 1 oz. | Queso, Azul | 100 | 0.7 | 6 |
| 1 oz. | Queso, Brie | 95 | 0.1 | 5.9 |
| 1 oz. | Queso, Cheddar | 114 | 0.4 | 7 |
| 1 oz. | Queso, Colby | 112 | 0.7 | 6.7 |
| 1 oz. | Queso, Cottage, 2% | 24 | 1 | 3.4 |
| 1 oz. | Block de Queso Crema | 97 | 1.2 | 1.7 |
| 1 oz. | Queso, Feta | 75 | 1.2 | 4 |
| 1 oz. | Queso, Gjetost | 132 | 12 | 2.7 |
| 1 oz. | Queso, Monterrey Jack | 106 | 0.2 | 6.9 |
| 1 oz. | Queso, Mozzarella | 85 | 0.6 | 6.3 |
| 1 oz. | Queso, Parmesano, Duro | 111 | 0.9 | 10 |
| 1 oz. | Queso, Suizo | 108 | 1.5 | 7.6 |
| 2 cda. | Media Crema | 39 | 1.2 | 0.9 |
| 2 cda. | Crema Entera | 104 | 0.8 | 0.6 |
| 2 cda. | Crema Agria, alta en grasa | 46 | 0.7 | 0.5 |
| 2 cda. | Crema Batida | 88 | 0.9 | 0.7 |
| 1 oz. | Crema Fraiche | 103 | 0.9 | 0.7 |
| 1 oz. | Bocadillos de Queso | 80 | 1 | 6 |
| 8 oz. | Leche Entera | 149 | 11.7 | 7.7 |
| 8 oz. | Leche 2% | 122 | 11.7 | 8 |
| 8 oz. | Leche Desnatada | 83 | 12.2 | 8.3 |
| 8 oz. | Ponche de Huevo, alto en grasa | 224 | 20.5 | 11.6 |

### Grasas y aceites

Las grasas serán la principal fuente de una ingesta diaria de calorías en una dieta LCHF. Por lo tanto, las elecciones se ajustarán al sistema de digestión en mente.

Si bien las grasas son esenciales para nuestros cuerpos, también pueden representar un riesgo cuando consumimos los tipos incorrectos de grasas. Las grasas saturadas y monoinsaturadas son químicamente estables, como el aguacate, la mantequilla, el aceite de coco, las yemas de huevo y las nueces de macadamia. Estas grasas son más preferidas, ya que son menos inflamatorias para la mayoría de las personas.

Alejarse de las mantecas hidrogenadas, como la margarina, para minimizar el consumo de grasas transinsaturadas. Además, los estudios han relacionado estas grasas con mayores riesgos de enfermedades del corazón. Cuando utilice aceites vegetales como lino, oliva, cártamo o soja, seleccione los tipos prensados en frío siempre que estén disponibles.

Por lo tanto, siempre opte por las grasas no hidrogenadas, como la manteca líquida de ghee, el sebo de res o el aceite de coco. Estas grasas tienen puntos de humo más altos que otros aceites y permiten una menor oxidación, proporcionando así ácidos grasos más esenciales.

Sus comidas pueden combinar aceites y grasas de muchas maneras diferentes; ya sea en aderezos o salsas, o simplemente cubriendo la mantequilla con carne cocida. Solo tenga cuidado al consumir aceites a base de semillas o de nueces (aceite de almendras, aceite de linaza, aceite de sésamo y cualquier otra que no sea macadamia y nueces) ya que tienen un alto contenido de Omega-6 inflamatorio.

### Nueces y semillas

Las nueces y las semillas son excelentes en una dieta LCHF, especialmente cuando se tuestan para eliminar los componentes antinutrientes. Sin embargo, son ricos en ácidos grasos omega-6. Las almendras, macadamias, pecans y nueces son ideales en términos de valores en carbohidratos.

Harinas de nueces y semillas como la de lino molida y la harina de almendras, pueden ser excelentes alternativas para la harina regular. Si bien la dieta LCHF no prohíbe nada acerca de las nueces, es necesario un balance de ingesta adecuado y un monitoreo cuidadoso para el consumo de nueces con mayor conteo de carbohidratos, como pistachos, castañas y anacardos.

| Raciones de nueces y semillas tostadas en la dieta LCHF (1 onza) | Calorías | CHO en G. netos | Proteínas en G. |
|---|---|---|---|
| Almendras | 161 | 2.9 | 6 |
| Nueces de Brasil | 184 | 1.3 | 4 |
| Anacardos | 155 | 8.4 | 4.3 |
| Nueces Europeas | 60 | 13.6 | 0.9 |
| Semillas de Chía | 139 | 1.7 | 4 |
| Coco seco y sin azúcar. | 185 | 2 | 2 |
| Semillas de Lino | 150 | 0.5 | 5 |
| Avellanas | 176 | 2.3 | 4 |
| Nueves de Macadamia | 201 | 1.5 | 2 |
| Maní | 166 | 3.8 | 6.7 |
| Pecans | 193 | 1.1 | 2.7 |
| Piñones | 18 | 2.7 | 3.8 |

|  |  |  |  |
|---|---|---|---|
|  | 8 |  |  |
| Pistachos | 156 | 5.8 | 6 |
| Semillas de Calabaza | 163 | 2.2 | 8.5 |
| Semilla de Sacha Inchi (Maní Inca) | 190 | 2.2 | 9.4 |
| Semillas de Sésamo | 161 | 2.6 | 4.8 |
| Semillas de girasol | 165 | 3.7 | 5.5 |
| Nuez de nogal | 183 | 1.9 | 7 |

### Proteínas

A medida que reduce principalmente los carbohidratos en su dieta, no parece que la cantidad de proteína que consume sea tan necesaria para la cetosis como a menudo se cree. Por ejemplo, las personas bajo la dieta Atkins, otro popular sistema de pérdida de peso basado en una dieta alta en proteínas, alta en grasas y baja en carbohidratos a menudo consumen grandes cantidades de proteínas durante las fases iniciales y permanecen bajo el estado de cetosis.

Sin embargo, la mayoría de las personas deben tener mucho cuidado con las cantidades de proteínas que consumen a lo largo del tiempo, ya que sus cuerpos se adaptarán con la conversión de proteínas en glucosa o gluconeogénesis.

Durante esta etapa, las personas deben realizar pruebas para determinar si hay demasiada proteína alejándolas de la cetosis y hacer los ajustes necesarios. La mejor selección de opciones de proteínas en una dieta LCHF es optar por cualquier producto de aves, ganado y aguamarina orgánico o alimentado con pasto. Los productos orgánicos reducen el consumo de hormonas esteroides y bacterias.

| Can tida | Ración de proteína en la | Cal orí | CHO en G. | Proteí nas en |
|---|---|---|---|---|

| d | dieta LCHF | as | netos | G. |
|---|---|---|---|---|
| 6g | Tocino, 1 rebanada mediana | 40 | 0 | 2 |
| 1 oz. | Ternera, Sirlon | 77 | 0 | 8 |
| 1 oz. | Ternera, Ground 4% grasa | 34 | 0 | 7.5 |
| 1 oz. | Ternera, Ground 15% grasa | 80 | 0 | 6.1 |
| 1 oz. | Ternera, Asada | 67 | 0 | 8 |
| 1 oz. | Pollo, Carne Blanca | 33 | 0 | 7 |
| 1 oz. | Pollo, Carne obscura | 40 | 0 | 7 |
| 1/5 g | Huevo, Grande (Rango Libre) | 75 | 0.4 | 6.3 |
| 1/5 6 g | Huevo, XL (Rango Libre) | 81 | 0.4 | 7 |
| 1/6 3 g | Huevo, Jumbo (Rango Libre) | 90 | 0.5 | 7.9 |
| 1 oz. | Bacalao | 30 | 0 | 6.5 |

| | | | | |
|---|---|---|---|---|
| 1 oz. | Platija | 27 | 0 | 5 |
| 1 oz. | Lenguado | 27 | 0 | 5 |
| 1 oz. | Salmon | 60 | 0 | 7 |
| 1 oz. | Jamón Ahumado | 40 | 1 | 5.3 |
| 1.25 oz. | Ternera de Hotdog | 148 | 1.8 | 5 |
| 1 oz. | Carne Molida de Cordero | 80 | 0 | 4.7 |
| 1 oz. | Chuleta de Cordero | 70 | 0 | 7 |
| 1 oz. | Chuleta de Cerdo | 60 | 0 | 7 |
| 1 oz. | Cerdo Rostizado | 60 | 0 | 7 |
| 1 oz. | Costillas de Cerdo | 116 | 0 | 8 |
| 1 oz. | Vieras | 23 | 2 | 6 |
| 1 oz. | Camarones | 26 | 1 | 6 |
| 1 | Atun | 32 | 0 | 6.5 |

| oz. | | | | |
|---|---|---|---|---|
| 1 oz. | Pechuga de pavo | 30 | 1 | 7 |
| 1 oz. | Ternera rostizada | 45 | 0 | 8 |

### Especias

Este grupo de alimentos puede ser crítico en los alimentos de dieta LCHF. Las especias contienen carbohidratos, por lo que es aconsejable considerar sus valores.

Además, la mayoría de las mezclas de especias pre-hechas tienen azúcares añadidas, por lo que también es mejor tener en cuenta sus etiquetas de nutrición. Para las sales, la sal marina debe ser más deseada que la sal de mesa, ya que comúnmente se combina con la dextrosa en polvo.

### Edulcorantes

Siempre es prudente restringirse a si mismo de cualquier cosa dulce. La restricción tiende a frenar los antojos. Es preferible optar por los edulcorantes artificiales cuando se debe comer algo dulce. Elija edulcorantes líquidos, ya que no contienen aglutinantes adicionales como la dextrosa y la maltodextrina.

| Edulcorante | CHO netos (Cada 100 g) | Calorías (Cada 100 g) |
|---|---|---|
| Aspartamo | 85 | 352 |
| Eritritol | 5 | 20 |
| Stevia | 5 | 20 |
| Sucralosa | 0 | 0 |
| Xilitol | 60 | 240 |

### Vegetales

Las verduras son extremadamente importantes en la composición de cualquier dieta saludable. Sin embargo, algunas verduras tienen un alto contenido de azúcar y no encajan nutricionalmente. Las verduras cultivadas orgánicamente por encima del suelo son las mejores para una dieta LCHF. Son color verde oscuro y frondosas, además de ser particularmente ricas en nutrientes mientras que son bajas en carbohidratos. Si bien tanto los vegetales orgánicos como los no orgánicos pueden tener los mismos valores y propiedades nutricionales, los vegetales de origen orgánico son los más preferidos para evitar los residuos de pesticidas.

| Cantidad | Ración de vegetales en la dieta LCHF | Calorías | CHO en G. netos | Proteínas en G. |
|---|---|---|---|---|
| 1/2 taza | Espárragos cocidos | 20 | 2 | 2 |
| 3.5 oz. | Aguacate | 167 | 1.8 | 2 |
| 1/2 taza | Brócoli cocido | 27 | 3 | 1.9 |
| 3.5 oz. | Zanahoria cruda | 35 | 5.3 | 0.6 |
| 1 taza | Coliflor cocida | 34 | 1.9 | 2.9 |
| 2 oz. | Apio crudo | 9 | 0.7 | 0.4 |
| 1 oz. | Pepino crudo | 4 | 0.9 | 0.2 |
| 1 diente | Ajo | 4 | 0.9 | 0.2 |

| | | | | |
|---|---|---|---|---|
| e 3 g | | | | |
| 1/2 taza | Judías verdes | 22 | 2.9 | 1.2 |
| 1 oz. | Champiñones | 6 | 0.6 | 0.9 |
| 1/2 taza | Cebolla verde | 16 | 2.3 | 0.9 |
| 1/2 taza | Cebolla blanca cruda | 32 | 6 | 0.9 |
| 1 oz. | Pimienta dulce verde | 6 | 0.8 | 0.2 |
| 1 oz. | Pepinillos | 7 | 1 | 0.3 |
| 1 oz. | Lechuga romana | 5 | 0.3 | 0.3 |
| 1 oz. | Lechuga mantecosa | 4 | 0.4 | 0.4 |
| 1 oz. | Chalotes crudos | 20 | 4 | 0.7 |
| 1/2 taza | Chícharos cocidos | 34 | 3.4 | 2.6 |

| | | | | |
|---|---|---|---|---|
| 5 oz. | Espinaca cruda | 33 | 2 | 4 |
| 1 taza | Calabaza de Bellota | 115 | 21 | 2.3 |
| 1 taza | Calabaza Butternut | 82 | 15 | 1.8 |
| 1 taza | Calabacín | 41 | 4.8 | 1.8 |
| 1 taza | Calabaza Espagueti | 42 | 8 | 1 |
| 1 oz. | Tomate crudo | 5 | 0.7 | 0.2 |

**Raciones restringidas**

Siempre ha sido inevitable incluir algunos alimentos discretamente o sin cuidado en las dietas de LCHF, siempre y cuando tales alimentos incluyan un contenido notablemente bajo en carbohidratos y alto en grasas. Muchas personas piensan que contribuyen de manera valiosa a los requisitos de la dieta y que no siempre debería ser así. Por lo tanto, a continuación, hay una lista de alimentos que debe tener cuidado:

**Soda dietética:** la dieta LCHF no prohíbe realmente tomar gaseosas dietéticas ya que los líquidos son necesarios para su hidratación. Solo tenga cuidado con las cantidades que bebe y las ingestas más grandes de edulcorantes artificiales de refrescos.

**Frutas:** debido a su alto contenido de azúcar (fructosa), las dietas de LCHF excluyen las frutas. Sin embargo, su consumo todavía es posible mientras sigan las ingestas reguladas de porciones.

**Medicamentos:** ciertos medicamentos, ya sean genéricos o de marca sin receta, como los jarabes para la tos, los resfriados y los medicamentos contra la gripe, generalmente contienen carbohidratos en grandes cantidades. Tenga cuidado con estos medicamentos, ya que hay medicamentos alternativos bajos en azúcar y sin azúcar disponibles.

**Pimientos:** por más que parezcan increíbles, estos condimentos ásperos y picantes contienen azúcares. Por lo tanto, tenga cuidado con ellos en preparaciones de alimentos a base de chile y salteados. En su lugar, elija pimientos verdes, ya que las variedades amarilla y roja contienen valores más altos de carbohidratos.

**Especias:** Como se mencionó anteriormente, las especias contienen carbohidratos. Sin embargo, hay especias particulares que contienen más carbohidratos que otras, como la pimienta de Jamaica, hojas de laurel, cardamomo, canela, ajo en polvo, jengibre y cebolla en polvo.

**Productos a base de tomate:** conocidos por ser saludables, los tomates se cargan con azúcar cuando se procesan para ser envasados o enlatados, como las salsas de tomate y los tomates cortados en cubitos. Por lo tanto, tenga en cuenta los tamaños de porción requeridos en sus etiquetas de valor nutricional. A veces, las compañías de alimentos son astutos y alteran los valores nutricionales de los tamaños de las porciones para que sus productos parezcan más saludables.

# Capítulo 4 - Guía de comestibles

Al comenzar con una dieta de LCHF si no está seguro sobre qué alimentostomar, la siguiente lista de compras incluye los alimentos más ricos en carbohidratos y altos en grasa. La lista baja en carbohidratos, descrita en los principales grupos de alimentos, no es de ninguna manera extensa. Sin embargo, le dirige hacia el camino correcto y marca el rumbo a seguir.

Es un consejo prudente apegarse a consumir alimentos principalmente frescos y reales. Alimentos reales significa alimentos sin procesar, orgánicos y naturales. Si bien los alimentos enlatados o procesados pueden ser beneficiosos en caso de apuro, especialmente cuando se quiere tomar algo rápido que posea contenidos bajos en carbohidratos, siempre es mucho más saludable tomar alimentos en su forma más natural.

## Condimentos

- Alcaparras
- Vinagre de vino con sidra (use

vinagre balsámico con moderación)
- Rábano picante
- Jugo de limón o lima (1 gramo de carbohidratos por cucharada)
- Mayonesa (busque marcas con los contenidos más bajos en carbohidratos)
- La mayoría de las salsas embotelladas (como sriracha, sambaloelek, tabasco)
- La mayoría de las salsas
- Mostaza (excepto las mostazas endulzadas, mostaza con miel)
- Olivos
- Pepinillos o salsa de eneldo sin azúcar: úselos para ensalada de atún o huevo
- Aderezos para ensaladas sin azúcar
- Tamari salsa de soja (cuando el gluten es sensible, evitar la salsa de soja)

## Ingredientes para cocinar o hornear

- Harina de almendras u otras harinas

de nueces y sustitutos de la harina; almacenar en el congelador
- Sopa o caldo
- Cacao en polvo (sin azúcar)
- Eritritol, Xilitol y otros edulcorantes alcohólicos.
- Extractos (vainilla, limón, almendra, etc.) - evite los que tienen azúcar.
- Aceite de oliva extra virgen
- Gelatina (natural)
- Hierbas y especias (asegúrese de que están libres de azúcar)
- Aceite de cacahuate y aceite de coco para cocinar.
- Aceite de sésamo como aderezos para ensaladas.
- Splenda® u otros edulcorantes artificiales como Swerve®
- Proteínas de suero en polvo, sabores a vainilla y chocolate.
- Goma xantana para engrosamiento y encuadernación.

## Productos lácteos

- Mantequilla
- Queso (duros) como el queso

parmesano y el queso cheddar.
- Quesos (suaves) como el de los granjeros y Muenster.
- Queso crema
- Yogures griegos llenos de grasa o simples, con un conteo de carbohidratos de no más de siete por porción
- Crema espesa
- Crema agria

## Embutidos

- Bolonia y Salami
- Carnes frías, como pastrami y pechuga de pavo.
- Rebanadas o palitos de pepperoni
- Prosciuttos

## Frutas

- Aguacates: excelente bocadillo con jugo de limón o balsámico, o hacer guacamole para mojar vegetales bajos en carbohidratos
- Coma fruta fresca con algo de grasa como mantequilla de maní, crema batida o queso. Se ralentiza los picos

de azúcar en la sangre.
- Las frutas son opcionales y dependen de una salud y un peso estabilizados. Mientras que algunas personas no pueden manejar la fructosa, otras pueden mantenerse delgadas y saludables. Cuando se deleite con las frutas, opte por las frutas locales frescas de temporada y prefiera las frutas típicas con bajo contenido de azúcar, como las bayas.

## Verduras bajas en carbohidratos

- Pimientos
- Brócoli
- Repollo
- Coliflor
- pepinos
- Verduras de hoja verde, como la col rizada y las espinacas.
- Lechuga
- Cebollas Y Ajo
- Brotes, Bruselas o Kale
- Calabaza de verano, como calabacín.

## Carnes y Aves

- Bacon, jamón y chorizo.
- Lomo de res o de cerdo, costillas, molidos, chuletas, filetes, asados y puntas
- Pollo o pavo, entero o en partes o molido.
- Huevos

## Nueces y semillas

- Nueces: almendras, avellanas, macadamias, nueces y nueces.
- Semillas: girasol, calabaza y sésamo.

## Despensa

- Vegetales embotellados / empacados bajos en carbohidratos: judías verdes, verduras, Okray chucrut, sin azúcares agregados
- Caldo: pollo o verdura
- Anchoas en conserva, cangrejo, salmón, sardinas, camarones y atún
- Carnes procesadas enlatadas: carne de almuerzo, salchicha de Viena
- Verduras enlatadas: corazones de alcachofas, chiles chipotles, chiles

verdes, palmitos, champiñones, pimientos rojos asados y tomates secados al sol en aceite.
- Mantequilla de nuez: natural o sin azúcar (mantener refrigerada al abrirla)
- Salsas: Alfredo, pasta y pizza, sin azúcares agregados ni espesantes
- Productos de tomate: pasta de tomate en conserva y tomates.

## Mariscos

- Salmón fresco o enlatado
- Pescado fresco o congelado, vieiras,
- Camarones frescos o congelados, fáciles de pelar
- Atún en aceite o agua.
- Esto incluiría cualquier tipo o tipo de mariscos; Las mejores opciones son preferiblemente silvestres cultivadas o capturadas ya que los niveles de grasa de Omega-3 son más altos.

## Diverso

- Carne seca o palitos de carne
- Cortezas de cerdo (trituradas, una

mejor alternativa para las migas de pan)

# Capítulo 5 - Recetas de régimen

## Recetas para desayuno

Frittata De Salchicha Y Espinacas

**Ingredientes**    **Rinde:** 12 cuadrados.

| | |
|---|---|
| 12 onzas | Salchicha |
| 10 onzas | Espinacas picadas congeladas, descongeladas y escurridas |
| ½ taza | Queso feta, desmenuzado |
| 12 piezas | Huevos |
| ½ taza | Crema espesa |
| ½ taza | Leche de almendras, sin azúcar |
| ½ cucharadita | Sal |
| ¼ cucharadita | Pimienta negra |
| ¼ cucharadita | Nuez moscada |

**Indicaciones**

1. Corte la salchicha cruda en trozos pequeños y colóquela en un tazón mediano.
2. Asegúrese de que la espinaca se exprime del líquido restante después del lavado. Romper las

espinacas en el mismo recipiente que la salchicha.

3. Espolvoree el queso feta sobre la mezcla. Revuelva ligeramente hasta que esté completamente combinado. Esparce ligeramente la mezcla en una cacerola de 13 "x 9" engrasada.

4. En un tazón más grande, agregue la leche de almendras, la crema, la nuez moscada, la sal y la pimienta con los huevos batidos y revuélvalos hasta que estén bien mezclados.

5. Vierta suavemente la mezcla en la cacerola hasta aproximadamente ¾ de su capacidad.

6. Hornee a 375°F durante 50 minutos hasta que esté completamente listo. Servir caliente o a temperatura ambiente.

**Valores nutricionales por ración:** 206 calorías | 16g de grasa | 1.4g de carbohidratos netos | 12 g de proteína

**Tamaño de la porción:** un cuadrado de 3 pulgadas

# Panqueques de Queso Crema

**Ingredientes:**     **Rinde:** Cuatro tortitas de 6 pulgadas de diámetro
2 onzas Queso crema
2 piezas Huevos
1 paquete Edulcorante
½ cucharadita Canela

**Indicaciones:**
1. Combine todos los ingredientes en una licuadora. Mezclar hasta que esté suave. Deje reposar durante 2 minutos para que las burbujas se asienten.
2. Vierta ¼ de la mezcla en una sartén caliente engrasada con mantequilla. Cocine por 2 minutos hasta que esté dorado. Voltear y cocinar 1 minuto en el otro lado.
3. Repita el procedimiento con la masa restante. Servir con jarabe sin azúcar y bayas frescas de su elección.

**Valores nutricionales por lote:** 344 calorías | 29g de grasa | 2.5g

carbohidratos netos | 17g de proteína
**Tamaño de la porción:** Un panqueque de 6 pulgadas de diámetro

# **Huevos Revueltos Con Mayonesa**

**Ingredientes: Rinde:** Una porción
50 g             Huevo crudo
23 g             Mayonesa (orgánica)
10 g             Mantequilla
1 pizca         Sal al gusto.

**Indicaciones:**
1. Derrita la mantequilla en una sartén antiadherente pequeña.
2. Mezcle la mayonesa y el huevo con un tenedor hasta que estén completamente combinados.
3. Cocer la mezcla de huevo y mayonesa en mantequilla. Use unaespátula de silicona y doble suavemente la mezcla de huevo hasta que esté lista.
4. Raspe los huevos y toda la grasa restante en un plato y sirva inmediatamente.

**Valores nutricionales por ración:** 308 Calorías | 31.27g de grasa | 0,53 g de carbohidratos netos | 6,38 g de proteína
**Tamaño de la porción:** porción entera

## Mantequilla De Cereal Manzana & Almendras

**Ingredientes:Rinde:** Una porción
38 g                        Mantequilla de almendras
30 g.                       Salsa manzana sin azúcar
9 g                         Aceite de coco, derretido
0.2 g - 1 g        Canela molida
2 cucharadas      Almendras, en rodajas (opcional)
            Sal al gusto.

**Indicaciones:**
1. Combine todos los ingredientes en un tazón pequeño.
2. Revuelva bien hasta que todos los ingredientes estén uniformemente integrados.
3. Cuando la mezcla sea demasiado espesa, diluir la consistencia con agua. Si lo desea, agregue las almendras en rodajas.

**Valores nutricionales por porción:** 305

calorías | 36.4g de grasa | 5.46g carbohidratos netos | 8.4 g de proteína
**Tamaño de la porción:**Completa

# Recetas de postres y dulces

## Delicia De Chocolate

**Ingredientes Rinde:** Cinco porciones.

3 cucharadas + 2 cucharaditas / 69 g Aceite de coco

2 cucharadas + 2 cucharaditas / 40 g Aceite de triglicéridos de cadena media (MCT)

1 cucharadita / 5 g Semillas de girasol, molidas

7 g Cacao en polvo, sin azúcar

2 cucharaditas / 10 g Jarabe de chocolate sin azúcar

1 cucharadita / 5 g Jarabe de menta sin azúcar

**Indicaciones:**
1. Combine el aceite MCT y el aceite de coco. Revuelva hasta que el aceite de coco se derrita.
2. Mezcle los jarabes sin azúcar, las semillas de girasol y el cacao en los aceites.
3. Vierta dividiendo uniformemente en

5 recipientes pequeños. Refrigere hasta que esté firme.

**Valores nutricionales por porción:** 200 calorías | 22g de grasa | 0,4 g de carbohidratos netos | 0,3 g de proteína

## Pudín De Vainilla Sin Lácteos, Sin Soja

Ingredientes:**Rinde:** Dos tazas.
400 g / 1 lata              Leche de coco, con toda la grasa.
4 piezas / 60 g  Yemas de huevo
4 cucharaditas / 20 g   Ghee (Mantequilla clarificada)
1/2 cucharadita / 2 g    Extracto puro de vainilla
1 cucharadita  Sal
0.1g / pizcaGoma Xantana
10 gotas                  Edulcorante líquido Stevia

**Indicaciones:**
1. Combine y mezcle bien todos los ingredientes excepto la Stevia en una cacerola pequeña. Caliente la mezcla hasta que empiece a vaporizarse y burbujear. Revuelva la mezcla constantemente. Ajuste el calor para mantener a fuego lento constante.
2. Continúe cocinando el pudín hasta

que comience a espesar. Agregue la Stevia según el gusto, y revuelva muy bien.

3. Vierta el pudín en un recipiente de vidrio, cubra y refrigere hasta que esté completamente frío. Revuelva cuando esté listo para servir.

**Valores nutricionales para toda la receta:** 1078 calorías | 107.92g de grasa | 12.48 g de carbohidratos netos | 14.24g de proteína

**Tamaño de la porción:** una taza

## Caramelo irlandés de la patata

**Ingredientes:** **Rinde:** Ocho porciones de 50 calorías

69 g Queso crema Philadelphia

7 g Mantequilla, a temperatura ambiente

16 g Coco rallado, sin azúcar

2 g Canela molida

Edulcorante de su elección al gusto

**Indicaciones:**

1. Combine todos los ingredientes excepto la canela en un tazón. Deje que la mezcla se asiente en el refrigerador hasta que se haya endurecido.
2. Divida la masa agregando el total de los ingredientes con excepción de la canela y dividiéndolo por la cantidad de porciones que desee.
3. Enrolle las porciones en forma de papa y colóquelas en una hoja de papel pergamino. Espolvoree las

formas con canela. Guárdelos en el refrigerador por una semana.

**Valores nutricionales para todo el lote:**
401 calorías | 40.85g de grasa | 3.57 g de carbohidratos netos | 6,45 g de proteína

# Caramelo de coco

**Ingrediente:**
Mantequilla de coco (también conocida como maná de coco)

**Indicaciones:**
1. Derrita suavemente la manteca de coco hasta que se asemeje a una consistencia cremosa de mantequilla de maní.
2. Verter o cucharear en moldes de caramelo.
3. Refrigere por lo menos 10 minutos para que se endurezca. Refrigere hasta varias semanas en un recipiente cerrado.

**Valores nutricionales por 15 g de manteca de coco:** 102 calorías | 10.3gm de grasa | 1.14g carbohidratos netos | 1.14g de proteína

# Recetas de Entrada
## Gratinado De Coliflor Y Queso

**Ingredientes:**   **Rinde:** Seis porciones
4 tazas crudas        Florecillas de coliflor
4 cucharadas       Mantequilla
⅓ taza                    Crema batida entera
6 piezas rebanadas     Queso Pepper Jack en
Pizca                     Sal y pimienta al gusto.

**Indicaciones:**
1. Combine todos los ingredientes excepto el queso en un plato de microondas y mezcle bien. Calentar la mezcla durante unos 25 minutos, o hasta que esté tierna.
2. Retirar del microondas y triturar con un tenedor. Añadir más sal o pimienta al gusto. Coloque las rebanadas de queso sobre la mezcla de coliflor. Calentar nuevamente hasta que el queso se derrita. Servir caliente.

**Valores nutricionales por porción:** 215

calorías | 19g de grasa | 2g carbohidratos netos | 6g de proteina

**Tamaño de la porción:** aproximadamente ¾ taza

# Chili conQueso y Calabaza Spaghetti en Cazuela

**Ingredientes Rinde:** Ocho porciones
**Para el chili:**
1 libra                Carne molida magra (o pavo)
1 cucharadita          Comino molido
1 cucharadita          Cilantro molido
1 cucharada            Chipotles picados en adobo (opcional)
½ cucharadita          Ajo en polvo
1 cucharadita          Orégano seco
½ taza                 Salsa preparada
Sal y pimienta al gusto
**Para la cazuela:**
4 tazas                Calabaza Espagueti cocida
2 cucharadas           Mantequilla derretida
¾ taza                 Crema agria
1 taza                 Queso mexicano, rallado
Cilantro picado (opcional)
Crema agria, salsa, aguacate para servir (opcional)

**Indicaciones:**
**Para el chili:**
1. Sazone la carne picada con sal y pimienta, cocine en una cacerola mediana hasta que se dore.
2. Deseche cualquier grasa extra y agregue el resto de los ingredientes de chile. Cocine a fuego lento durante unos 10 minutos.

**Para la cazuela:**
1. Combine la calabaza espagueti cocida y la mantequilla derretida en un tazón mediano. Mezcle para cubrir la pasta con mantequilla. Sazone generosamente con sal y pimienta al gusto.
2. Extienda la calabaza espagueti en un plato de cazuela de 14 pulgadas. Espolvorear con ¾taza de queso rallado. Extender la crema agria sobre la capa de queso. Vierta cucharadas de el chile y extiéndalo dejando un borde de 1 pulgada de calabaza espagueti alrededor del borde. Cubra con el resto de 1 taza de queso rallado.

3. Hornee a 350oF durante 30 minutos. Espolvoree con cilantro y sirva con crema agria, salsa y guacamole o rebanadas de aguacate si lo desea.

**Valores nutricionales por porción:** 284 calorías | 20g de grasa | 6 g de carbohidratos netos | 23 g de proteína

**Tamaño de la porción:** aproximadamente 1-½ tazas

# Tomate Secado Al Sol Y Albóndigas Feta

**Ingredientes:Rinde:** 16 albóndigas.
1 libra						Pavo molido
¼ taza						Queso feta, desmenuzado
2 cucharadas / 5 onzas		Tomates secados al sol, picados
1 cucharada					Hojas frescas de tomillo
1 pieza Huevo
½ cucharadita				Ajo en polvo
¼ taza						Harina de almendra
2 cucharadas				Agua
Aceite de oliva para freír.

**Indicaciones:**
1. Combine todos los ingredientes excepto el aceite de oliva en un tazón mediano y mezcle bien.
2. Forme albóndigas de 1 pulgada de diámetro y fríalas en aceite de oliva en una sartén grande hasta que se doren.

**Valores nutricionales por albóndiga:** 89 calorías | 10g de grasa | 1,8 g de carbohidratos netos | 6g de proteina
**Tamaño de la porción:** 4 albóndigas

# Receta Cubana de Asado

**Ingredientes:** **Rinde:** Diez porciones.

| | |
|---|---|
| 2.5-3 libras | Carne asada sin hueso |
| ½ taza | Salsa verde |
| ½ taza | Chile verde, enlatado, picado |
| 1 taza | Tomates, cortados en cubitos |
| 2 cucharadas | Escamas de cebolla seca |
| 1 cucharadita | Ajo en polvo |
| ½ taza | Pimientos rojos y amarillos, cortados en tiras |
| 1 cucharadita | Sal |
| 2 cucharadas | Comino molido |
| 1 cucharada | Cilantro molido |
| 1 cucharadita | Orégano seco |
| 1 cucharada | Chile en polvo |
| ½ cucharadita | Pimienta negra |
| 2 cucharadas | Vinagre de manzana |

**Indicaciones:**

1. Sazone el asado generosamente con sal y pimienta. Tostar en una sartén caliente hasta que se dore por todos lados. Coloque la carne en el fondo de una olla a cocción lenta.
2. En la sartén donde se chamuscó la carne, agregue la Salsa Verde, el chile y los tomates. Desglasar y dejar hervir.
3. Vierta la mezcla sobre la carne en la olla de barro. Agregue todos los ingredientes restantes en la olla de cocción lenta y revuelva bien.
4. Cocine durante 4 horas a fuego alto, o 6 horas a fuego lento, o hasta que la carne esté tierna. Triture la carne y sirva con las coberturas de su elección.

**Valores nutricionales por porción:** 271 calorías | 19g de grasa | 2g carbohidratos netos | 20 g de proteína

**Tamaño de la porción:** aproximadamente 1 taza

# Recetas De Ensalada

## Picadillo de Brócoli

**Ingredientes:**

29 g Brócoli crudo
15 g				Mayonesa
7.6 g			Semillas de granada
7 g				Nueces de macadamia, trituradas en trozos pequeños
2 g				Vinagre de sidra
1 g				Edulcorante Truvia
1 pizca		Sal y pimienta al gusto.

**Indicaciones:**

1. Lavar el brócoli a fondo. Cortar las flores del tallo y romperlas en trozos muy pequeños. Triture los tallos. Combine los tallos y flósculos juntos hasta que se incorporen de manera uniforme. Pese solo las porciones que necesite y luego cocine al vapor ligeramente.
2. Complete mezclando los ingredientes restantes y sazone al

gusto. Es ideal dejar reposar la receta durante la noche para obtener mejores resultados cuando todos los sabores tienen tiempo suficiente para mezclarse, mientras que el brócoli tiene tiempo suficiente para ablandarse un poco.

**Valores nutricionales por porción:** 124 calorías | 10.4g de grasa | 9,1 g de carbohidratos netos | 1.6g de proteína

# Ensalada de huevo baja en carbohidratos sencilla

**Ingredientes**              **Rinde:** Cuatro porciones de ⅓ de taza
6 piezas                      Huevos
2 cucharadas                  Mayonesa
1 cucharadita                 Mostaza Dijon
1 cucharadita                 Jugo de limón
¼ cucharadita                 Sal
1 pizca                       Sal kosher y pimienta al gusto.
1 tallo                       Apio de longitud, cortado en ½ pulgada de largo (opcional)

**Indicaciones:**
1. Coloque los huevos suavemente en una cacerola mediana. Agregue agua fría hasta que los huevos estén cubiertos por aproximadamente una pulgada. Llevar a ebullición durante 10 minutos.
2. Retirar del fuego y dejar enfriar. Pelar los huevos bajo el chorro de agua fría. Coloca los huevos en un

procesador de alimentos y pulsa hasta que estén picados.
3. Agregue la mayonesa, la mostaza, el jugo de limón, la sal y la pimienta. Cubra con el apio cortado, si lo desea.

**Valores nutricionales por porción:** 166 calorías | 14g de grasa | 0,85 g de carbohidratos netos | 10 g de proteína

# Ensalada De Coliflor Anti-Pasta

**Ingredientes:Rinde:** Ocho porciones de ½ taza

| | |
|---|---|
| 2 tazas | Coliflor cruda, finamente picada |
| ½ taza | Radicchio, picado |
| ½ taza | Corazones de alcachofa, picados |
| ⅓ taza | Albahaca fresca, picada |
| ½ taza | Queso parmesano, rallado |
| 3 cucharadas | Tomates secados al sol, picados |
| 3 cucharadas | Aceitunas Kalamata, picadas |
| 1 diente | Ajo, picado |
| 3 cucharadas | Vinagre balsámico |
| 3 cucharadas | Aceite de oliva virgen extra |
| 1 pizca | Sal y pimienta al gusto. |

**Indicaciones**
1. Cocine la coliflor sin sazonar en el microondas durante 5 minutos y déjela enfriar.
2. Combine todos los ingredientes secos en un tazón mediano. En un tazón pequeño, mezcle los ingredientes líquidos y viértalos sobre la ensalada. Mezcle para combinar, sazone con sal y pimienta al gusto. Servir frío o a temperatura ambiente.

**Valores nutricionales por porción:** 102 calorías | 8g de grasa | 4g carbohidratos netos | Proteína 3g

# Aderezo Balsámico De Chía

**Ingredientes Rinde:** Una porción (Servir sobre ensalada)

| | |
|---|---|
| 1 cucharada / 3.5 g | Semillas de chía |
| 1 cucharada / 5 g | Vinagre de vino blanco |
| 1 cucharadita / 4 g | Vinagre balsámico |
| 1 cucharada / 14 g | Aceite de oliva |
| 1 pizca | Sal al gusto. |

**Indicaciones:**

1. Batir los vinagres con las semillas de chía. Añadir el aceite de oliva y volver a batir.
2. Permita que se ensanche durante 10 minutos, ya que las semillas de Chia absorben la humedad y se vuelven gruesas

**Valores nutricionales por porción:** 140 calorías | 15 g de grasa | 1 g de carbohidratos netos | 0,6 g de proteína

# Recetas De Sopa

Sopa de Pollo con Verduras

**Ingredientes Rinde:** Una porción por tazón

15 g Mantequilla, aceite de oliva u otros aceites

40 g Verduras crudas mezcladas, como brócoli, zanahorias, coliflor, apio, judías verdes, cebolla, espinaca y calabaza, finamente picadas

20 g Pollo, sin piel, cocinado, bien picado

100 g Caldo sin grasa, enlatado

Un chorrito de sal y pimienta al gusto.

**Indicaciones:**
1. Coloque la mantequilla o el aceite en una cacerola pequeña y caliente hasta que comience a chisporrotear.
2. Agregue las verduras y saltee durante 2 minutos mientras revuelve con frecuencia.
3. Agregue el pollo y continúe salteando para permitir la absorción de grasa durante aproximadamente 1 minuto.
4. Vierta el caldo y revuelva de vez en

cuando.

5. Agregue una pizca de sal y pimienta al gusto; y si lo desea, agregue una hierba seca como albahaca, salvia o tomillo. Reduzca el calor y cocine a fuego lento durante 5-10 minutos a fuego lento.

**Valores nutricionales por porción:** 168 calorías | 13.4g de grasa | 3.2g de carbohidratos netos | 8,5 g de proteína

## Puré De Pollo Y Repollo

**Ingredientes**  **Rinde:** porción de un tazón

| | |
|---|---|
| 100 g | Caldo de pollo |
| 30 g | Repollo verde crudo, desmenuzado |
| 5 g | Cebolla cruda, picada pequeña |
| 1 g | Ajo crudo, picado fino |
| 20 g | Pechuga de pollo cocida, cortada en cubitos |
| 15 g | Mantequilla |
| 15 g | Aceite de oliva |
| 15 g | Mayonesa |
| 1 pizca | Sal y pimienta blanca al gusto. |

**Indicaciones:**

1. En una olla pequeña, agregar el aceite de oliva y la mantequilla. Derretir la mantequilla a fuego medio. Agregue la col, las cebollas y el ajo, y saltee hasta que las verduras se ablanden.

2. Añadir el caldo y el pollo. Cubra la olla y deje cocer a fuego lento hasta que las verduras estén tiernas.
3. Retire la olla del fuego y agregue la mayonesa.

**Valores nutricionales por porción:** 397 calorías | 32.5g de grasa | 2.5g carbohidratos netos | 7,35 g de proteína

## Sopa De Bola Matzo

**Ingredientes:**     **Rinde:** porción de un tazón

| | |
|---|---|
| 12 g | Aceite de oliva |
| 8,5 g | Harina de coco |
| 3 g | Semilla de psyllium, cáscaras o en polvo |
| 0.5 g | Polvo de hornear |
| 0.5 g | Bicarbonato de sodio |
| 44 g | Huevo crudo, bien mezclado |
| 150 g | Caldo de pollo |
| 15 g | Apio, en rodajas finas |
| 10 g | Zanahorias crudas, en rodajas finas |

Sal, pimienta, ajo en polvo, hojuelas de perejil, si lo desea

**Indicaciones:**

1. Para hacer las bolas de Matzo combine el aceite de oliva, la harina de coco, la semilla de Psyllium, el

polvo de hornear y el bicarbonato de sodio en un tazón pequeño. Revuelva vigorosamente hasta que todos los bultos se hayan disuelto. Añadir el huevo y los condimentos opcionales a la mezcla. Revuelva vigorosamente de nuevo cuando la masa se espese inmediatamente y se ponga muy rígida.

2. Engrasar ligeramente un plato de microondas. Moje sus manos con agua fría y gire la masa para formar 3 bolas redondas. Coloque las bolas en el plato engrasado y caliéntelas durante 30 segundos a 1 minuto.

3. Combinar el caldo, el apio y las zanahorias. Vierta agua adicional cuando sea necesario. Calentar el caldo en el microondas hasta que las verduras estén tiernas. Agregue las bolas de matzo cocidas al caldo y sirva inmediatamente.

**Valores nutricionales por porción:** 206 calorías | 17.59g de grasa | 4,2 g de carbohidratos netos | 7,53 g de proteína

# Sopa De Espinacas Y Alcachofas

**Ingredientes**  **Rinde:** 4 porciones.
4 tazas Hojas de espinaca baby
2 tazas Corazones de alcachofa en lata, escurridos
1 cucharada Mantequilla
2 lonchas Queso provolone
2 oz Queso Dubliner o cheddar
½ pieza Cebolla pequeña, picada áspera
2 cucharadas Crema agria
2 tazas Agua
1 cucharadita Salsa picante de Sriracha
½ taza Crema espesa
½ cucharadita Ajo en polvo
Sal y pimienta al gusto

**Indicaciones:**
1. Agregue todos los ingredientes a una licuadora hasta que tenga la consistencia depuré.
2. Vierta la mezcla en una cacerola

mediana colocada a fuego medio. Reduzca el calor y cocine a fuego lento durante unos 15 minutos.

3. Pruebe el sabor deseado y / o ajuste por condimento. Puede agregar otra cucharada de mantequilla antes de servirla si desea un sabor más rico.

**Valores nutricionales por porción:** 247 calorías | 18.4g de grasa | 12.1 g de carbohidratos netos | 11.3g de proteína

# Capítulo 6 - Plan de comidas de 7 días

Para facilitar aún más la planificación de un menú para una dieta LCHF con un período específico de tiempo, las siguientes tablas muestran un ejemplo de un plan de alimentación de dieta LCHF improvisada para un período de una semana.

En un análisis detallado, se puede observar que las cantidades de proteínas en gramos son bastante altas, pero en términos de la ingesta total de calorías, las proporciones de la ingesta de proteínas en relación con las de grasas son ideales.

Al tener un análisis final del plan de comidas, todo se reduce a comer porciones reguladas de carnes con proteínas; agregando tanta grasa como quieras, pero dentro de los límites de calorías; y, optando por verduras bajas en carbohidratos para cada día.

Obviamente, no puede consumir barras enteras de mantequilla y esperar un peso reducido. Pero cuando no está intentando perder peso, consumir suficientes grasas saturadas y proteínas adecuadas es una forma ideal de suprimir el hambre. El hambre entre comidas puede manejarse hábilmente a través del consumo de alimentos ricos en grasa y bajos en carbohidratos como el aguacate Hass o palitos de apio con mantequilla de almendras o un puñado de almendras crudas.

Como regla general, puede mantener un rango regular de valores de alimentos, donde las grasas se proporcionan al 75%; proteínas al 25%; y, carbohidratos a un máximo del 5%. Cuando se tiene un estilo de vida activo, los carbohidratos se pueden ajustar para aumentarlos un poco. Pero cuando se someta a una dieta estricta baja en carbohidratos, se le puede sugerir que se aplique a sí mismo realizando ejercicios corporales diarios de manera rígida o dependiendo de cómo reacciona su cuerpo a la actividad.

## Día 1 Plan de Comidas de LCHF

| Dia 1 | Comidas | CALORIAS | GRASA g. | CHOg. NETOS | PROTEINAS g. |
|---|---|---|---|---|---|
| **Desayuno** | 3 cuadritos de Frittata De Salchicha Y Espinacas | 206 | 16 | 1 | 12 |
| | Café con 2 cda. De crema entera | 120 | 12 | 1 | 0 |
| **Bocadillo** | ½ Aguacate Hass con sal y pimienta | 114 | 11 | 1 | 1 |
| **Comida** | ½ tz. de Ensalada de huevo simple | 16 | 14 | 1 | 10 |

|  |  |  |  |  |  |
|---|---|---|---|---|---|
|  |  | 6 |  |  |  |
|  | 4 hojas de lechuga romanie | 4 | 0 | 0 | 0 |
|  | 2 rebanadas de tocino frito | 92 | 7 | 0 | 6 |
| **Bocadillo** | 24 almendras | 166 | 5 | 2 | 6 |
| **Cena** | 6 oz. De pollo asado | 276 | 11 | 0 | 42 |
|  | 3/4 tz. de gratin de coliflor | 215 | 19 | 2 | 6 |
|  | 2 tz. Lechuga romanie picada | 16 | 0 | 1 | 1 |
|  | 2 cdas. De aderezo para ensalada Cesar (Sin azucar) | 170 | 18 | 2 | 1 |
| **Postre** | 2 porciones de Lindt 90% chocolate | 105 | 9 | 3 | 3 |
| **Total** |  | 1650 | 132 | 14 | 88 |

## Día 2 Plan de Comidas de LCHF

| Dia 2 | Comidas | CALORIAS | GRASA g. | CHO g. NETOS | PROTEINAS g. |
|---|---|---|---|---|---|
| **Desayuno** | 3 cuadritos de Frittata De Salchicha Y Espinacas | 206 | 16 | 1 | 12 |
| | Café con 2 cda. De crema entera | 120 | 12 | 1 | 0 |
| **Bocadillo** | 5 tallos de apio con 2 cdas. De crema de almendra | 200 | 16 | 2.5 | 7 |
| **Comida** | 2 tz. Lechuga romanie picada | 16 | 0 | 1 | 1 |
| | 1 taza de pollo picado | 27 | 11 | 0 | 42 |

|  |  |  |  |  |  |
|---|---|---|---|---|---|
|  |  | 6 |  |  |  |
|  | 2 cdas. De aderezo para ensalada Cesar (Sin azucar) | 170 | 18 | 2 | 1 |
| **Bocadillo** | ½ Aguacate Hass con sal y pimienta | 114 | 11 | 1 | 1 |
| **Cena** | 1 chorizo italiano cocido y cortado | 230 | 18 | 1 | 13 |
|  | 1 tz. Brocoli cocido | 55 | 0 | 6 | 4 |
|  | 2 cdas. De mantequilla | 102 | 12 | 0 | 0 |
|  | 2 cdas. De queso parmesano | 42 | 3 | 0 | 4 |
| **Postre** | 2 porciones de Lindt 90% chocolate | 105 | 9 | 3 | 3 |
| **Total** |  | 1636 | 126 | 18.5 | 88 |

| Dia 2 | Comidas | CALORIAS | GRASA g. | CHO g. NETOS | PROTEINAS g. |
|---|---|---|---|---|---|
|  |  |  |  |  |  |

## Día 3 Plan de Comidas de LCHF

| | | | | |
|---|---|---|---|---|
| **Desayuno** | 2 panqueques de quesocrema | 172 | 14 | 1 | 8 |
| | 2 rebanadas de tocino frito | 92 | 7 | 0 | 6 |
| | Café con 2 cda. De crema entera | 123 | 12 | 1 | 0 |
| **Bocadillo** | 2 hebras de queso | 160 | 12 | 2 | 16 |
| **Comida** | 3 cuadritos de Frittata De Salchicha Y Espinacas | 230 | 18 | 1 | 13 |
| | 3/4 tz. de gratin de coliflor | 215 | 19 | 2 | 6 |
| **Bocadillo** | 1 taza de Caldo de hueso | 50 | 1 | 0 | 1 |
| **Cena** | 1 ½tza. de Chili con Queso y Calabaza Spaghetti en Cazuela | 284 | 20 | 6 | 23 |
| | 2 tzas. de espinaca bebé | 14 | 0 | 1 | 2 |
| | 1 cda. De aderezoranch | 7 | 7 | 1 | 0 |

| | | 0 | | | |
|---|---|---|---|---|---|
| **Postre** | 2 porciones de Lindt 90% chocolate | 105 | 9 | 3 | 3 |
| **Total** | | 1512 | 119 | 18 | 78 |

### Día 4 Plan de Comidas de LCHF

| Dia 2 | Comidas | CALORIAS | GRASA g. | CHO g. NETOS | PROTEINAS g. |
|---|---|---|---|---|---|
| | | | | | |

|  |  |  |  |  |  |
|---|---|---|---|---|---|
| **Desayuno** | 3 cuadritos de Frittata De Salchicha Y Espinacas | 206 | 16 | 1 | 12 |
|  | Café con 2 cda. De crema entera | 120 | 12 | 1 | 0 |
| **Bocadillo** | ½ Aguacate Hass con sal y pimienta | 114 | 11 | 1 | 1 |
| **Comida** | 1 ½ tza. de Chili con Queso y Calabaza Spaghetti en Cazuela | 284 | 20 | 6 | 23 |
| **Bocadillo** | 1 taza de Caldo de hueso | 50 | 1 | 0 | 1 |
| **Cena** | ½ tza. Ensalada De Coliflor Anti-Pasta | 102 | 8 | 4 | 3 |
|  | 4 albóndigas de Feta con tomate | 356 | 32 | 2.5 | 24 |
|  | 2 tzas. de espinaca bebé | 14 | 0 | 1 | 2 |
|  | 1 cda. Aderezo italiano (libre de azucar) | 35 | 3 | 0 | 0 |

| | | | | | |
|---|---|---|---|---|---|
| Postre | 2 porciones de Lindt 90% chocolate | 105 | 9 | 3 | 3 |
| Total | | 1386 | 112 | 119.5 | 69 |

## Día 5 Plan de Comidas de LCHF

| Dia 2 | Comidas | CALORIA | GRASA g. | CHO g. | PROTEIN |
|---|---|---|---|---|---|
| | | | | | |

| | | S | NETOS | AS g. |
|---|---|---|---|---|
| Desayuno | 2 panqueques de queso crema | 172 | 14 | 1 | 8 |
| | 2 rebanadas de tocino frito | 92 | 7 | 0 | 6 |
| | Café con 2 cda. De crema entera | 120 | 12 | 1 | 0 |
| Bocadillo | 1 taza de Caldo de hueso | 50 | 1 | 0 | 1 |
| Comida | ½ tza. Ensalada De Coliflor Anti-Pasta | 102 | 8 | 4 | 3 |
| | 4 albóndigas de Feta con tomate | 356 | 32 | 2.5 | 24 |
| Bocadillo | 5 tallos de apio con 2 cdas. De crema de almendra | 200 | 16 | 2.5 | 7 |

| | | | | |
|---|---|---|---|---|
| **Cena** | 1 tza. de asado cubano (Estilo taco o ensalada) | 271 | 19 | 2 | 20 |
| | 2 tz. Lechuga romanie picada | 16 | 0 | 1 | 1 |
| | 2 cda. De crema agria | 51 | 5 | 1 | 1 |
| | 1/4 trozos de queso cheddar | 114 | 9 | 0.5 | 7 |
| **Postre** | 2 porciones de Lindt 90% chocolate | 105 | 9 | 3 | 3 |
| **Total** | | 1649 | 132 | 18.5 | 81 |

## Día 6 Plan de Comidas de LCHF

| Dia 2 | Comidas | CALORIAS | GRASA g. | CHO g. NETOS | PROTEINAS g. |
|---|---|---|---|---|---|
| **Desayuno** | 3 huevos (revueltos o fritos) | 215 | 14 | 1 | 19 |
| | 1 cda. mantequilla | 36 | 4 | 0 | 0 |
| | 2 rebanadas de tocino frito | 92 | 7 | 0 | 6 |
| | Café con 2 cda. De crema entera | 120 | 12 | 1 | 0 |
| **Boc** | 24 almendras crudas | 1 | 1 | 2 | 6 |

| | | | | |
|---|---|---|---|---|
| adillo | | 66 | 5 | |
| Comida | 1 tz. de asado cubano (Estilo taco o ensalada) | 271 | 19 | 2 | 20 |
| | 2 tzas. Lechuga romanie picada | 16 | 0 | 1 | 1 |
| | 2 cda. De crema agria | 51 | 5 | 1 | 1 |
| | 1/4 trozos de queso cheddar | 114 | 9 | 0.5 | 7 |
| Bocadillo | 1 taza de Caldo de hueso | 50 | 1 | 0 | 1 |
| Cena | 1 ½ tza. de Chili con Queso y Calabaza Spaghetti en Cazuela | 284 | 20 | 6 | 23 |
| | 2 tzas. de espinaca bebé | 14 | 0 | 1 | 2 |
| | 1 cda. De aderezo ranch | 70 | 7 | 1 | 0 |
| Postre | 2 porciones de Lindt 90% chocolate | 105 | 9 | 3 | 3 |
| Tota | | 1 | 1 | 1 | 8 |

| I | | 604 | 22 | 9.5 | 9 |
|---|---|---|---|---|---|

## Día 7 Plan de Comidas de LCHF

| Dia 2 | Comidas | CALORIAS | GRASA g. | CHO g. NETOS | PROTEINAS g. |
|---|---|---|---|---|---|
| **Desayuno** | 2 panqueques de queso crema | 172 | 14 | 1 | 8 |
| | 2 rebanadas de tocino frito | 92 | 7 | 0 | 6 |
| | Café con 2 cda. De crema entera | 120 | 12 | 1 | 0 |

| Boca dillo | 2 hebras de queso | 160 | 12 | 2 | 16 |
|---|---|---|---|---|---|
| Comi da | 4 albóndigas de Feta con tomate | 356 | 32 | 2.5 | 24 |
| | ½ tza. Ensalada De Coliflor Anti-Pasta | 102 | 8 | 4 | 3 |
| | 1 taza de Caldo de hueso | 50 | 1 | 0 | 1 |
| Boca dillo | 1 tza. de asado cubano (Estilo taco o ensalada) | 271 | 19 | 2 | 20 |
| Cena | 2 tz. Lechuga romanie picada | 16 | 0 | 1 | 1 |
| | 2 cda. De crema agria | 51 | 5 | 1 | 1 |
| | 1/4 trozos de queso cheddar | 114 | 9 | 0.5 | 7 |
| Post re | 2 porciones de Lindt 90% chocolate | 105 | 9 | 3 | 3 |
| Total | | 1609 | 128 | 18 | 90 |

# Capítulo 7 - Representaciones del régimen

Las dietas de LCHF son cada vez más aceptadas y favorecidas por una amplia variedad de razones. Además de haber sido establecido como un tratamiento recomendado para la epilepsia y su efecto popular en la pérdida de peso, las dietas de LCHF son estudiadas continuamente por investigadores médicos para la prevención de otras afecciones neurológicas y de salud.

La siguiente es una recopilación de un informe de junio de 2013 del EuropeanJournalofClinicalNutrition sobre varias afecciones de salud que pueden ser superadas por las dietas de LCHF:

## Pérdida de peso

Una de las formas más efectivas y simples de perder peso es reducir la ingesta de carbohidratos. Los estudios incluso muestran que las personas con un régimen bajo en carbohidratos tienden a perder más peso mucho más rápido que las que tienen dietas bajas en grasa a pesar del hecho de que las últimas personas que hacen dieta están limitando agresivamente las calorías.

La razón principal de este efecto es que las dietas bajas en carbohidratos impulsan a drenar el exceso de agua del cuerpo. Dado que estas dietas disminuyen los niveles de insulina, los riñones comienzan a eliminar el exceso de sodio, lo que se traduce en una reducción de peso más rápida en tan solo un par de semanas.

## Supresión del apetito

Comer dietas bajas en carbohidratos y más proteínas y grasas conduce a una supresión automática del apetito y, a menudo, terminan consumiendo calorías mucho menores incluso sin intentarlo. Obviamente, una reducción resultante en el peso ocurre cuando el apetito disminuye en consecuencia.

## Tratamiento del desorden cerebral

Nuestro cerebro necesita glucosa de manera importante, pero solo algunas partes del cerebro convierten la glucosa en energía. Sin embargo, una mayor parte del cerebro también puede quemar cetonas. Las cetonas se crean durante el ayuno, o cuando hay un bajo consumo de carbohidratos, en donde el hígado produce glucosa a partir de proteínas. Este es el principio de funcionamiento detrás de la dieta LCHF, que se ha aplicado desde hace bastante tiempo en el tratamiento de la epilepsia, especialmente cuando los pacientes no responden al tratamiento farmacológico.

## Destruye las grasas abdominales

Las grasas en el cuerpo difieren. Su ubicación almacenada en el cuerpo determina cómo afecta nuestra salud. A tener en cuenta, las ubicaciones almacenadas de las grasas están situadas debajo de la piel: grasa subcutánea; y, en la cavidad abdominal, la grasa visceral, que tiende a anidar en los órganos del cuerpo. Una alta acumulación de grasas viscerales conduce a resistencia a la insulina, inflamación y disfunción metabólica.

Las dietas bajas en carbohidratos, incluso cuando se comparan con las dietas bajas en grasa, se vuelven más efectivas para reducir en gran medida las grasas abdominales destructivas. Además, un mayor porcentaje de esas grasas perdidas provienen de la cavidad abdominal. Con el paso del tiempo en una dieta de este tipo, el cuerpo disminuye drásticamente sus riesgos para la diabetes mellitus tipo 2 y las enfermedades cardíacas.

## Aumentar los niveles de colesterol HDL (bueno)

La lipoproteína de alta densidad (HDL) y la lipoproteína de baja densidad (LDL) indican las lipoproteínas que transportan el colesterol alrededor del torrente sanguíneo.

Mientras que las LDL llevan el colesterol desde el hígado hacia las diferentes partes del cuerpo, las HDL alejan el colesterol del cuerpo y hacia el hígado, donde pueden excretar o reutilizar el colesterol.

Dado que las dietas bajas en carbohidratos tienden a ser altas en grasa, causan aumentos impresionantes en los niveles sanguíneos de HDL, más popularmente conocido como el colesterol bueno. Otro indicador potencial de los riesgos de enfermedades del corazón es la proporción de triglicéridos-HDL, donde una proporción más alta implica mayores riesgos para la salud. Las dietas bajas en carbohidratos dan como resultado relaciones mejoradas al reducir los triglicéridos al mismo tiempo que elevan los niveles de HDL.

## Niveles más bajos de insulina y azúcar en la sangre

La forma más eficiente de disminuir los niveles de insulina y azúcar en la sangre es reducir la ingesta de carbohidratos. Además, una ingesta baja en carbohidratos es una forma muy efectiva de tratar, y posiblemente, revertir la diabetes mellitus tipo 2.

Sin embargo, cuando está bajo la medicación actual para reducir los niveles de azúcar en la sangre, se recomienda consultar con su médico antes de idear cambios en su consumo de carbohidratos, ya que su dosis puede requerir ajustes para evitar la hipoglucemia.

## Terapia de síndrome metabólico

El síndrome metabólico es una colección de los siguientes síntomas:
- Obesidad abdominal,
- Alta presiónsanguínea,
- Aumento de los niveles de azúcar en

la sangre,
- Altos niveles de triglicéridos
- Bajos niveles de HDL

Con una dieta baja en carbohidratos, altera y revierte eficazmente todos los síntomas mencionados en gran medida relacionados con enfermedades cardíacas y riesgos de diabetes.

## Reducir los niveles de colesterol LDL (malo)

Las personas que tienen niveles altos de LDL, comúnmente conocida como el colesterol malo, son más propensas a sufrir ataques cardíacos.

Sin embargo, lo que más importa es el tipo de LDL, particularmente el tamaño de sus partículas. Las personas que tienen partículas en su mayoría más pequeñas incurren en mayores riesgos de enfermedades cardíacas, mientras que las personas con partículas en su mayoría más grandes conllevan riesgos más bajos.

Los estudios muestran que las dietas bajas

en carbohidratos aumentan el tamaño de las partículas de LDL de pequeñas a grandes y, al mismo tiempo, reducen las cantidades de partículas de LDL en el torrente sanguíneo.

## Disminuir la presión arterial alta

La presión arterial alta, o hipertensión, es un factor de riesgo importante para muchas dolencias, incluyendo apoplejía, enfermedad cardíaca, insuficiencia renal y más. Los estudios han demostrado que reducir el consumo de carbohidratos causa una reducción significativa de la presión arterial y, por lo tanto, reduce los riesgos de varias enfermedades comunes.

## Reducir los triglicéridos

Los triglicéridos son moléculas de grasa en la sangre y se observan factores de riesgo para enfermedades del corazón. Las dietas bajas en carbohidratos son muy efectivas para disminuir drásticamente los triglicéridos en la sangre en comparación con las dietas bajas en grasa, donde los triglicéridos en la sangre tienden a aumentar en la mayoría de los casos.

## Varias posibles aplicaciones

Otros estudios médicos declaran que la dieta LCHF trata eficazmente muchas enfermedades metabólicas raras. Ha habido informes de casos que indican su posible tratamiento para un cierto tipo de tumor cerebral: los astrocitomas.

En otros estudios de casos más pequeños, la dieta ha mejorado las condiciones de diabetes mellitus tipo 2, autismo, migrañas, depresión y síndrome de ovario poliquístico.

Además, las pruebas clínicas no reguladas mostraron evidencias de que la dieta LCHF modifica la actividad de los síntomas de la enfermedad en un rango más amplio de problemas neurodegenerativos, como la enfermedad de Alzheimer, la esclerosis lateral amiotrófica y la enfermedad de Parkinson.

Mientras que el metabolismo de la glucosa en el cerebro se altera en la enfermedad de Alzheimer, los estudios neurológicos invocan sugerencias de que los cuerpos cetónicos pueden ofrecer una fuente de energía alternativa para el cerebro. Por lo tanto, la dieta LCHF también puede ser un mecanismo protector en accidentes cerebrovasculares y lesiones cerebrales traumáticas. Dado que las células tumorales son ineficaces para quemar cetonas para obtener energía, la dieta LCHF también es recomendable como tratamiento para el cáncer, como el tumor cerebral glioma.

Aunque una revisión médica de 2013 indicó que, las dietas de LCHF proporcionaron sugerencias suficientes de posibles beneficios para la terapia del cáncer, la única prueba de beneficio en este momento es anecdótica. Sin embargo, diseñar pruebas efectivas para medir los efectos de aplicar una dieta LCHF en el tratamiento del cáncer puede ser un desafío.

# Capítulo 8 - Punteros de práctica del programa

## Consejos y Técnicas

Si bien no es necesario controlar su ingesta diaria de carbohidratos y calorías, definitivamente ayuda saber exactamente lo que consume para que pueda señalar fácilmente los errores en el camino. Sería más beneficioso aprender algunos consejos para lograr el éxito de su participación en la dieta LCHF:

1. Evita los alimentos procesados y enlatados si puedes. Obviamente, siempre se está inseguro de sus orígenes, derivaciones y composiciones, sin mencionar sus valores nutricionales poco saludables y disminuidos.

2. Recuerde siempre los artículos recomendados y apropiados para cada grupo de alimentos. De esta manera, le facilita saber qué alimentos son necesarios para el consumo y cuáles evitar.

3. Conozca sus macros o consumos de macronutrientes. Estos consumos incluyen los tres principales nutrientes: proteínas, grasas y la ingesta neta de carbohidratos. El consumo neto de carbohidratos es el total de carbohidratos de la dieta, menos el consumo total de fibra. Estar al tanto de sus macros le permite calcular la cantidad de calorías que necesita consumir, junto con las proteínas, las grasas y los carbohidratos para cumplir sus objetivos y lograr una dieta LCHF exitosa.

4. Sé consciente de tus niveles de actividad. Le proporciona una perspectiva más realista de las cantidades promedio de calorías que su cuerpo necesita para quemar diariamente.

5. Sea selectivo con sus objetivos y solo aplique siempre un exceso de 10 a 15% de calorías o un déficit de 20 a 25% de

calorías. Según los estudios, la superación de dichos valores de déficit puede incurrir en impactos negativos con respecto a su dieta.

6. Si bien la dieta LCHF es una excelente manera de desarrollar los músculos, debe comprender que la ingesta de proteínas es la clave y la responsable del crecimiento muscular y el fortalecimiento de los tejidos. Por lo tanto, si planea ganar masa muscular, debe consumir entre 1.0 y 1.2 g de proteína por libra magra de peso corporal.

7. La dieta LCHF no está asociada con un alto consumo de grasa que causa varios problemas de salud. Más bien, es una ingesta alta en grasas y carbohidratos, que siempre es la culpable. Sin embargo, siempre consulte con su médico acerca de sus preocupaciones con respecto a la dieta LCHF.

8. Sobre los antojos de azúcar, los

estudios médicos tienen evidencias que los relacionan con los edulcorantes artificiales. Por lo tanto, cuando use grandes cantidades de edulcorantes artificiales o sodas para beber, intente omitirlos por completo y modifique sus hábitos alimenticios, estilos de vida y filosofías.

9. Realmente no hay ningún daño real al involucrarse con la dieta de LCHF, no sea que tenga antecedentes de problemas de salud relacionados con su riñón o con la diabetes tipo 1. Solo asegúrese de saber que los primeros días a lo largo de la dieta generalmente le brindan algunos dolores de cabeza severos y estados de ánimo y movimientos letárgicos cuando su cuerpo comienza a adaptarse a la disciplina. Permita que transcurran unas semanas para dominarlo, especialmente su joroba inicial, y ciertamente, reducirá sus antojos habituales de carbohidratos.

10. Ha sido un error común pensar que la dieta LCHF parece ser costosa. Al ver una dieta baja en carbohidratos, las personas pensarán y estimarán los altos costos de la carne. Afortunadamente, esta es una perspectiva errónea, ya que la dieta LCHF se enfoca moderadamente en las proteínas y más en las grasas, lo que permite más ahorros al enfatizar principalmente en las grasas.

11. Una vez centrado en un enfoque más saludable y realista de perder grasa corporal, vale la pena dedicarse a una dieta y un estilo de vida bajos en carbohidratos. La clave del éxito con respecto a cualquier dieta es preparar sus alimentos con anticipación o simplemente crear un plan de comidas. Una guía definida lo mantiene enfocado y sin desviarse de sus objetivos, así como los propósitos de la dieta en sí.

12. Al querer mantener sus carbohidratos restringidos, su inclinación en el

consumo de alimentos debe provenir principalmente de verduras, nueces y verduras. La mayoría de sus comidas deben incluir proteínas con verduras, así como grandes cantidades de grasas.

13. Cuando se encuentre hambriento a lo largo del día, intente frenar su apetito comiendo bocadillos de mantequilla de maní, quesos, semillas y nueces. Las meriendas también son parte de su plan de comidas y deben estar reguladas.
14. Entrar rápidamente en un estado de cetosis depende de su consumo de alimentos. Debe ser restrictivo en el consumo de carbohidratos, que solo le permite menos de 15 g diarios.

15. Para maximizar sus resultados bajo la dieta LCHF, consiga someterse a una cetosis óptima. Sin embargo, esto no es recomendable para personas que padecen diabetes tipo 1. El truco aquí es no solo restringirle la ingesta de

carbohidratos, sino también ser consciente de su ingesta de proteínas. ¡El secreto, increíblemente, es llenarse con un montón de grasas!

## Cenando afuera – Que Hacer Y Que No.

¡Siempre nos sucede a los mejores cuando tenemos que pasar por un establecimiento de comida rápida o un restaurante de lujo! A veces no tenemos tiempo para cocinar nuestra comida, ya que tenemos contratiempos y horarios muy ajustados, como llegar tarde al trabajo, estar ocupados hora tras hora, movernos rápidamentepor la carretera; O quizás, entrar en otras circunstancias como un viaje fuera de la ciudad o asistir a fiestas que no nos permiten preparar nuestra propia comida.

Como tal, habrá alimentos que lo eliminarán de la dieta de LCHF y las posibilidades de comer alimentos que usted considere que están dentro de los límites del programa dietético, pero desconoce, y no tienen ni idea de que los carbohidratos se esconden furtivamente en la composición de sus alimentos.

No se preocupe, ya que aún puede seguir su plan de alimentación bajo en carbohidratos y mantenerse en el curso a lo largo de su programa de dieta siguiendo las opciones y los consejos prácticos a continuación. Estos pueden ayudarlo de alguna manera, haciendo la mejor elección para cada situación.

- Siempre es primordial tener en cuenta reducir los carbohidratos. Entonces, conoce los contenidos y valores de tu comida.

- Prefiera ensaladas y frutas seleccionadas como sus alternativas para los carbohidratos.

- Siempre pida verificar si los alimentos que se sirven tienen trazas de azúcar; Mejor aún, pregunte y verifique su composición antes de ordenar.

- Asegúrese de no estar leyendo un menú de un restaurante vegetariano a base de soja.

- Opte por lugares que puedan alimentarlo sustancialmente con carne o mariscos; sin embargo, tenga en cuenta su derivación, ya sea que la carne provenga o no de vacas alimentadas con cereales, maíz o mariscos alimentados con soja.

- Cuando esté en un restaurante de comida rápida, quite los bollos del perrito o la hamburguesa. Mejor, pida envolver su hamburguesa con hojas de lechuga frescas y cómala con un tenedor.

- Tenga cuidado con los fideos y las pastas derivadas de granos integrales.

- Pídale al aceite de oliva o mantequilla derretida que consiga o conserve las proporciones de su dieta LCHF.

- Tenga cuidado con los aderezos y salsas. Pueden contener mucha azúcar. Prefiera cadenas de comida rápida que ofrezcan ensaladas con aderezos bajos en carbohidratos.

- Opte por el pollo asado, frito o hervido en lugar de empanado o rebozado. Cuando no tiene opciones, puede despegar la piel y eliminar sus carbohidratos.

- Cuando salga a la carretera y se encuentre hambriento en medio de una estación de servicio, elija llenar su barriga con carnes frías, queso de cordero y huevos duros, además de otros bocadillos permisibles, como las cáscaras de cerdo y las almendras.

Con café, pida un americano, que es un expreso mezclado con agua caliente; o, un"Depth Charge", también conocida como Turbo, Sling Blade, Shot In TheDark y Red Eye, que es una inyección de expreso mezclada con otra bebida de café por goteo; En definitiva, un doble expreso. Incluya la solicitud de crema batida sin azúcar, leche de coco y almendras.

## Conclusión

Las dietas de LCHF enfatizan relativamente la composición de los alimentos que son ricos en grasas naturales y suficientes en proteínas, mientras que restringen los alimentos que son ricos en carbohidratos.

Mientras que la dieta estadounidense estándar (SAD) comprende aproximadamente el 45-65% de las calorías que se toman de los carbohidratos, las dietas de LCHF limitan el consumo de carbohidratos a solo el 2-4% de las calorías.

Cabe destacar que la dieta alta en grasas y baja en carbohidratos no es un régimen alto en proteínas, al contrario de lo que piensan muchas personas y pseudo-expertos. En realidad, es una dieta alta en grasas con un consumo moderado y regulado de proteínas y una asignación de carbohidratos muy reducida. Una comida típica de LCHF generalmente consiste en pequeñas cantidades de proteínas, una fuente de grasas naturales u orgánicas y algunas verduras de hoja verde.

El principio de funcionamiento detrás de la

dieta es usar cetonas como fuente de energía sustituta. Al digerir alimentos que contienen carbohidratos, se descomponen metabólicamente en glucosa en el cuerpo. Con mayores consumos de carbohidratos, los niveles de azúcar en la sangre aumentan, o la aparición de más glucosa.

Los diabéticos entienden que un alto nivel de azúcar en la sangre es peligroso para el cuerpo. El consumo de más grasas y proteínas y menos carbohidratos conduce a un cambio en el metabolismo de nuestro cuerpo, que aprovecha el uso de las grasas almacenadas para convertirlas en energía en lugar de quemar azúcar o glucosa. El cambio produce más cuerpos cetónicos y, al mismo tiempo, disminuye los niveles de azúcar en la sangre.

Cuando las gotas de glucosa y los cuerpos cetónicos suben y dominan en el torrente sanguíneo, el corazón, los músculos, el cerebro y otros órganos del cuerpo dejan de quemar azúcar. Más bien, utilizan los cuerpos cetónicos como una fuente de combustible alternativa y se establece una cetosis óptima o nutricional.

Tan pronto como el cuerpo aplica las cetonas como fuentes principales de combustible, se produce una amplia variedad de efectos beneficiosos. Una dieta que produce cetonas, alta en grasa y baja en carbohidratos es realmente excelente para reducir el peso, disminuir el proceso de envejecimiento y abordar una amplia gama de problemas de salud.

De hecho, las dietas de LCHF son mucho más potentes de lo que sugiere el régimen más popular y moderno. Los efectos antiinflamatorios y antioxidantes de la cetosis nutricional resultan ser potentes. En la actualidad, la investigación y los estudios médicos aún continúan explorando más sobre la cetosis nutricional u óptima para otras aplicaciones y beneficios que puede otorgar a la humanidad.

En general, consumir una gran cantidad de grasa, proteínas moderadas y una baja cantidad de carbohidratos puede tener un impacto masivo en su salud, reduciendo su peso corporal, colesterol y azúcar en la sangre, al mismo tiempo que eleva sus niveles de energía y estado de ánimo. De hecho, estar bajo el estado de cetosis ciertamente puede aliviar y aumentar el tratamiento de varios problemas de salud graves.

En resumen, la dieta LCHF no es una tendencia ni una moda actual. Es un potente regulador de los trastornos metabólicos. Cuando se implementa correctamente, es capaz de ser extremadamente efectivo. La conclusión de las dietas de LCHF es cómo puede mejorar o aumentar sus niveles de energía, ponerse en forma y recortar, y mejorar su salud ANTES DE IRSE

Vea esta sorprendente oferta.

www.ingramcontent.com/pod-product-compliance
Lightning Source LLC
Chambersburg PA
CBHW072013070526
44583CB00015B/1462